日本人はもう55歳まで生きられない

少食が健康長寿のコツ

医学博士
石原結實

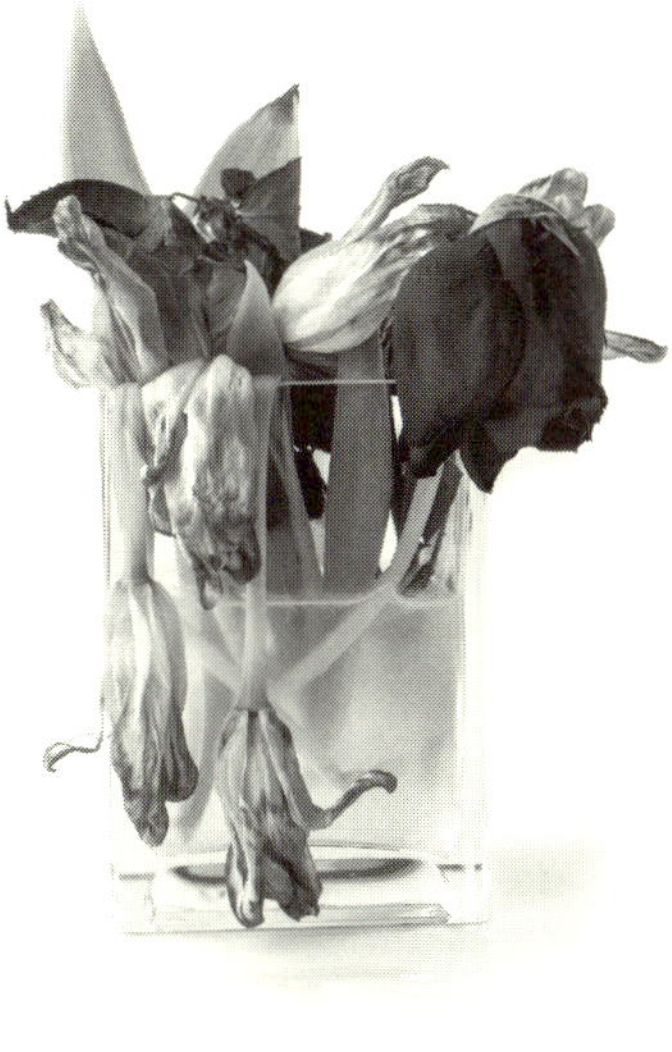

ビジネス社

はじめに

日本の医療が混迷を深めている。

昭和50（1975）年の医師数とガンによる死者数が、ほぼ同数の約13万人。40年後の現在、医師数は約31万人と増加し、ガンに対する研究や治療法は格段に進歩したとされているのに、去年のガン死者数は36万人を超えた。しかも55歳以下で、ガンで亡くなる人が急増している。

終戦（1945年）直後は、日本に数百人しかいなかった糖尿病患者が今や予備軍も含め2000万人以上に激増した。

現在、1年間に医療費40兆円超を費消し、医師たちも過酷な労働に耐えて懸命な治療をしているのに、この様《ざま》である。

「40兆円」とは昨年、ギリシャが破綻しかけた借金の額である。それなのに日本国の借金はなんと1053兆円もある。赤ん坊まで含めて、1人につき830万円の借金である。この借金は毎年増加しており、その最大の要因が医療費の高騰にある。

毎年の人間ドックの受診者数十万人のうち「異常なし」の人は、7％しかいないという。日本人の体質、健康度が劣悪化していることを意味している。また、6組に1組のカップルが不妊症に悩んでいるという。

こうした現実を見ると、近い将来、日本国の経済破綻、病死や不妊による人口減少→国力の衰退（大げさに言うと、日本滅亡）が憂慮される。

この危機を乗り越えるには、日本人の健康度をアップさせ、病気を減らす必要がある。

「ガン」「糖尿病」「不妊」の増加の最大要因が「食べすぎ」にある。「病気・病人の増加」「医療費の高騰」「国の借金の増加」を抑える唯一無二の方法が、「少食にある」ことについて、本書では力説した。乞、ご講読！

第1章

ガン早死「急増」の真実

第2章

血液を汚す習慣、キレイにする習慣

第3章 糖尿病と不妊症が意味するもの

第4章

ガン、糖尿病、不妊が暗示する人類滅亡

第5章 高騰する医療費を抑える6つの処方箋

第1章

ガン早死「急増」の真実

55歳以下での「ガン死」の増加

２０１５年の平均寿命は男＝80・50歳、女＝86・23歳で、女性は世界1位、男性は世界3位だった。

女性の長寿者の数が断然多いので、男女合わせた平均寿命を仮に85歳ということにしてみる。一世代＝30年なので、85歳から30歳を引いた55歳以下で亡くなる人は「早死」といってよいだろう。

２０１５年に、55歳以下で早死された有名人の方々を以下列挙してみる〈図表1〉。

こう見てくると、ガンによる死亡が多いことに気づく。

黒木奈々さんの喪主はお父さん、大内義昭さんの喪主はお母さんだった。

つまり親が子供の葬儀をするという「逆さ仏」現象が、日本では珍しいことではなくなっているのである。

日本人全体の中では、ごく少数の著名人がこのように「早死」しているのだから、日本の一般社会でも、同様の「早死」と「逆さ仏現象」があちこちで起こっているといってよい。

この本を読まれている方々の周囲でも20歳代、30歳代の若者がガンで苦しみ、亡くなってい

図表1　早死にした著名人

月日	氏名	享年	職業	死因	備考
2015年1月20日	斉藤仁氏	54	柔道家	肝内胆管ガン	ロス、ソウル五輪柔道95キロ超級で金メダル
5月2日	柳生真吾氏	47	NHK「趣味の園芸」のキャスター、園芸家	咽頭ガン	父は俳優、柳生博さん
5月22日	丸山夏鈴さん	21	アイドル	転移性肺ガン	
〃	大内義昭氏	55	音楽プロデューサー	食道ガン	「愛が生まれた日」がミリオンセラー
5月28日	今井雅之氏	54	自衛隊出身の俳優	大腸ガン	特攻隊を題材にした「The Winds of god」は有名
7月11日	岩田聡氏	55	ゲーム機「任天堂」社長	胆管ガン	Wii（ウィー）などのヒット商品開発
7月13日	渡辺英樹氏	55	ミュージシャン	大動脈解離	ロック・バンド「C-C-B」リーダー
7月28日	泉政行氏	35	俳優	病名非公開	「仮面ライダー555」などに出演
9月19日	黒木奈々さん	32	フリーアナウンサー	胃ガン	NHK・BS1「国際報道2014」のキャスター
9月24日	川島なお美さん	54	女優	胆管ガン	TVドラマの「失楽園」で有名な女優
10月27日	天野貴元氏	30	アマチュア将棋棋士	舌ガン	
10月27日	松来未祐さん	38	声優	悪性リンパ腫（血液のガン）	アニメ「ハヤテのごとく！」「さよなら絶望先生」
11月22日	フジモトマサル氏	46	漫画家、イラストレーター	白血病	「ウール100%」「いきもののすべて」
11月23日	今井洋介氏	31	アーティスト	心筋梗塞	TV「テラスハウス」に出演
12月11日	有沢比呂子さん	43	女優	心不全	
2016年1月10日	竹田圭吾氏	51	ジャーナリスト	すい臓ガン	「とくダネ！」「Mr.サンデー」コメンテーター
3月2日	寺田緑郎氏	52	映画撮影監督	ガン	「はなちゃんのみそ汁」などの撮影

く方がいらっしゃるはずだ。

今の日本人は、平均寿命まで、平均的にいって生きられるような錯覚に陥っている。

しかし平均寿命とは、今年生まれた「0歳児」の予測余命をいっているのである。

今、明治末~大正~昭和初期生まれの方々で85歳~100歳を越えられても元気で長生きされている人が少なくない。

今年生まれた「0歳児」もこの長寿の方々のように長生きできるだろう、という予測値ではじき出されたのが、「今年」の平均寿命である。

しかし実際は20歳代、30歳代でガンで亡くなる若者が増加しており、今の若者が平均寿命まで生きるのは夢のまた夢、といっても過言ではない。

このままでは、「早死」と「逆さ仏」現象が日本社会で着実に増加していく。さらに「不妊」の増加も加わり、日本の人口が激減していき、日本の国家の力が加速的に衰微していくのは間違いない。

それでは平均寿命とはなにか

万物寿命事典によると、原始時代から18世紀までの「平均寿命」は、

ネアンデルタール人　29歳
クロマニヨン人　32歳
新石器時代の人間　36歳
青銅器時代の人間　38歳
ギリシャ・ローマ時代の人間　36歳
5世紀の人間（イギリス）　30歳
14世紀の人間（イギリス）　38歳
17世紀の人間（ヨーロッパ）　51歳
18世紀の人間（ヨーロッパ）　45歳

となっている。

しかし、「子曰く…」で有名な孔子（ＢＣ５５２～ＢＣ４７９）が論語の為政篇の中に、

われ十有五にして学を志し

三十にして立つ
四十にして惑わず
五十にして天命を知る
六十にして耳順う
七十にして心の欲する所に従っても矩《のり》を踰《こ》えず

と述べているのだから、紀元前にも70歳以上、生きる人はいたわけだ。

70歳のことを「古稀」というが、これは杜甫（712〜770）の詩、

朝より回りて日々春衣を典す
毎日江頭に酔いを尽して帰る
酒債は尋常行く所に有り
人生七十古来稀なり

から由来している。70歳生きる人は昔から稀ではあったが、やはりいたということになる。ジャーナリストの高木健夫氏（１９０５〜１９８１）が、現代風に洒落た「和訳」をしている。

今日も今日とて　七つ屋（質屋）通い　河岸の飲み屋で梯子酒
飲み代などは　くよくよするな　いのち百まで生きやせぬ

つまり、当時の70歳は今の百歳と同じくらい「稀」だったということだろう。

「人生50年」と言われていた江戸時代およびそれ以前にも、70歳〜80歳の長寿を保った有名人も少なからず存名する。

日本を統一し、江戸幕府を開いた徳川家康（１５４３〜１６１６）は、当時としては長寿の73歳まで生きた。

正室２人と側室16人の他にも多数の愛人がいたらしく、68歳の時は「お六」という、なんと12歳の少女を囲っていたというから恐れいる。

わが国で初めての解剖学の訳本「解体新書」をオランダ語の本の「ターヘル・アナトミア」から翻訳した蘭方医・杉田玄白（１７３３〜１８１７）は、当時としては超長寿の84歳まで生きた。

若狭国（現在の福井県）小浜藩の藩医の家に生まれたが、幼少時より、ずっと虚弱で成人になっても胃腸病に悩まされていた。そのせいもあったか、結婚が遅れ、41歳での晩婚であった。この結婚を機に、ユリ科の金針菜《キンシンサイ》のキンピラを毎日食べるようになり、みるみる元気になったという。その元気があまり、愛人に1男3女を産ませたが、3女は63歳の時の子供というから恐れいる。64歳の時には「吉原の茶屋の女中にほれた」というエピソードもある。

「とんちの人」で有名な禅僧の一休さん（一休宗純＝1394〜1481）は、「人生の苦難は一休みしている間に過ぎ去っていくものである」という信念のもとに師が「一休」という道号をつけた。

一休寺から大徳寺の住職を務めたわりには、酒も女も好きという世俗的な面もあった由。77歳の時に50歳も年下の盲目の美人旅芸人（森女）と大恋愛をしたことでも有名。当時としては超長寿の87歳まで生きた。

オランダのライデン大学のヘルマン・ブールハーフェ教授（1668〜1738）は「老いないためには、努めて若い異性を友人とせよ。その息の中には、健康によい物質（若返りホルモン）が入っている」と言っている。家康公、玄白医師、一休さんの「長寿」の一因も、「若い異性との交遊」にあったのかもしれない。

日本人の平均寿命の推移

明治以降の日本人の「平均寿命」は、第39回日本統計学会（1971）で発表された「明治・大正年間の人口推計と人口動態」によると、以下の如くである〈図表2〉。

明治時代は平均寿命が40歳未満なのだから、相当に短いといわざるを得ない。

以降、大正時代に入り、平均寿命は多少延びた程度。昭和期に入ると徐々に延びはじめて昭和10・11年が男＝46・92歳、女＝49・63歳（戦前に作成された最後の生命表である第6回生命表）になった。

戦後になり、昭和22年の第8回生命表では男＝50・06歳、女＝53・96歳と男女とも50歳を越えた。

昭和25（1950）年に女の、昭和26（1951）年に男の、平均寿命がそれぞれ60歳を越えた。

その後、女の平均寿命は昭和35（1960）年に70歳、昭和46（1971）年に75歳、

図表2　日本人の平均寿命の推移

	男性	女性
1870(明治3)年	35.48歳	37.76歳
1875(明治8)年	35.76	37.89
1880(明治13)年	36.08	38.04
1885(明治18)年	36.45	38.25
1890(明治23)年	36.89	38.50
1895(明治28)年	37.40	38.83
1990(明治33)年	37.99	39.24
1947(昭和22)年	50.06歳	53.96
1950(昭和25)年	58.00	61.50
1951(昭和26)年	60.80	64.90
1960(昭和35)年	65.32	70.19
1971(昭和46)年	70.17	75.58
1984(昭和59)年	74.54	80.18
1986(昭和61)年	75.23	80.93
2002(平成14)年	78.32	85.23
2013(平成25)年	80.21	86.61
2014(平成26)年	80.05	86.83

昭和59（1984）年に80歳、平成14（2002）年に85歳を越えるに至った。

男については昭和46（1971）年に70歳、昭和61（1986）年に75歳、平成25（2013）年に80歳を越えた。


明治、大正、昭和の初期にも、80歳～90歳まで生きた人はいたはずである。しかしこの時代の平均寿命が30歳～40歳と短いのは、
(1) 出産後、すぐ死ぬ新生児が多かった。
(2) 幼少時期に、細菌性の気管炎、肺炎、胃腸炎で亡くなる人が多かった。
(3) 青壮年期に結核で死ぬ人が多かった。
(4) 兵士として出征し、戦争で亡くなる若者も少なくなかった。
等々が原因である。

古代ギリシャ・ローマ時代の平均寿命が30歳代と短かく、14～18世紀のヨーロッパ人の平均寿命も同じく30～40代と短いのも、感染症の蔓延《まんえん》、飢饉《ききん》、戦争の三大要因が原因である。

感染症は、発疹チフス、痘瘡《とうそう》、麻疹《しっしん》など種々あるが、中でもペスト（黒死病）は長年にわたり猛威をふるい、ある意味でヨーロッパの歴史を変える要因にもなった。

戦後からこれまで、日本人の平均寿命が延び続けてきたのは(1)〜(4)の、平均寿命にとってのマイナス因子がすべてなくなったことが最大の要因である。

産科学や小児科学の発展、抗生物質の開発…等々、西洋医学が平均寿命の延びに大いに貢献してくれたわけだ。

しかし、その同じ西洋医学がガン、糖尿病、高血圧、心筋梗塞、脳梗塞などの生活習慣病の予防、治療には十分な力を発揮することができず、悪戦苦闘しているというのが現状である。今後は、こうした生活習慣病による若者の「早死」により、平均寿命はどんどん短くなっていくことが予測される。

人間は、何歳まで生きられるか

フランスの学者ビュフォンやフロランスは、身体の発育期が長いほど寿命が長いという説を立て、

［動物の限界寿命］＝［成長に要する期間］×（5～6）倍

とした。

それによると、人の限界寿命は100歳～150歳になる。なぜなら、人の脳の成長は20歳から25歳でストップするからだ。

1961年、アメリカ・ウィスター研究所のヘイフリックは、ヒトの限界寿命を125歳としている。その理由はこうだ。

4か月の胎児の肺から摘出した繊維芽細胞を培養したところ、きっちり50回の分裂をした後、分裂をやめた。

同じ細胞を20歳の男子から取って培養したところ、20回分裂して終わった。

そこでヘイフリックは、繊維芽細胞は50回分裂すると生命が尽き果てると仮定した。

1回の分裂期間を平均2・5年とると、

2・5年×50＝125年

が「人の細胞の天寿、つまり人間の限界寿命である」と考えた。

これとは逆に、分裂を2度としない脳細胞から推測する説もある。年令とともに脳細胞が死滅して、脳の重量は軽くなっていくことから推測した脳細胞の生存の限界は、やはり「120年」というものである。

また120歳に達すると、血液型で「A」「B」「O」「AB」型などの区別がつかなくなるとされている。

旧約聖書の創世記第6章にも、

「そこでヤハウェは言われた、〝私の霊はいつまでも人の中にとどまることはできない。人と言っても彼は肉であるから、その寿命は120歳に決めよう〟」とある。

こうした諸々の説を総合すると、人の限界寿命は「120歳」程度と考えてよいだろう。

世界の伝説の長寿者

今に名を残す長寿者としては旧約聖書のモーゼ120歳、ヤコブ147歳があげられる。

スコッチウィスキー「オールド・パー」のラベルで同じみのトーマス・パーは1483

年生まれの農夫で、102歳の時若い女性を強姦し、18年間の刑務所暮らしを終えるや122歳で結婚して1児をもうけた。

1635年、152歳9か月の時、その長寿をイギリス王室から賛えられ、バッキンガム宮殿でご馳走のもてなしを受けた。その際に料理を食べすぎ、腸閉塞を起こして急死した。

当時の世界的な解剖学者ウィリアム・ハーヴェー教授がパー翁を解剖したところ、老衰の兆候や病変はまったくなかったという。

1805年3月26日、旧ソ連アゼルバイジャン共和国で生まれたシラリ・ミスリモフは100歳の時、28歳の女性と結婚、娘を1人もうけている。

1973年9月2日、168歳で死亡。この時、日本の一流紙にトピックスとして掲載されたのを、私は鮮明に覚えている。

生前のゴッホに会ったことがある女性として有名だったジャンヌ・カルマンは1875年、ゴッホが愛して止まなかったアルルで生まれ、1997年までの122年間を健康に過ごした。あるジャーナリストが長寿の秘訣を尋ねたところ、「**病気しないこと**」という答えが返ってきたという。

彼女はタバコを吸い、野菜が嫌いで、好きな食べ物は「赤ワイン」と「チョコレート」。自分の好きなものしか食べなかったという。

1899年生まれの米国人女性スザンナさんは、毎日スクランブルエッグを食べることが長寿の秘訣だとのこと。同じく1899年生まれのイタリア人のモラノさんは、子供の頃から毎日、2~3個の生卵を食べていたという。2人とも115歳（2015年現在）だから、恐れいる。

日本の長寿者

図表3は、日本の平均寿命が30歳代だった江戸時代の末期から明治時代にかけて生まれ、114歳以上の長寿を保った人たちである。

現代のような優秀な医療も存在せず、食生活でも栄養があると称賛される肉を食べることは皆無。魚や卵もごく稀にしか口にできず、毎日激しい労働を強いられて生活していた人たちなのである。2016年3月現在、日本一の長寿者は明治33年8月4日生まれの田島ナビさん（115歳）である。

有名人の中にも、百歳以上の天寿を全うした人がたくさんいる。

明治5（1872）年6月30日、岡山県に生まれた平櫛田中翁《ひらぐしでんちゅう》は若い頃、高村光雲に師事して彫刻を学び、昭和37年には文化勲章を受章した。百歳の時に、あと30年分の彫刻材料を確保していたというのだから恐れいる。

「60、70は鼻たれ小僧、男盛りは百から百から。ワシもこれから、これから」が口癖で色紙にも好んで書いた、という。

昭和58（1983）年2月15日に、107歳で亡くなった清水寺の貫主、大西良慶師は、明治8（1875）年12月21日生まれである。昭和51（1976）年1月に鹿児島市で生まれた「5つ子」の名付け親としても有名であるが、「心に愛、世に平和」をうたい文句に、生涯、平和主義に徹された。

70歳を過ぎてから子供を作ったほど体力、健康に優れており、脳卒中で死亡する数日前まで毎日のおつとめを全うしていたという。

双子の長寿者「きんさん」「ぎんさん」については、覚えておられる方も多いだろう。

明治25（1892）年に、愛知県の農家の長女、二女として生まれた「きんさん」「ぎんさん」。一卵性双生児だったが、血液型は違っていたという。

平成3（1991）年に、「数え年百歳」になった「きんさん」「ぎんさん」を、当時の

図表3　歴代の日本の長寿者ベスト21！

順位	名前	性別	出身地	生没年	年令
1	泉　重千代	男	鹿児島県	1865～1986	120歳
2	小林　やと	女	山梨県	1846～1964	118歳
3	大川　ミサヲ	女	大阪府	1898～2015	117歳
4	中村　重兵衛	男	岩手県	1852～1969	116歳
5	森本　いと	女	兵庫県	1853～1970	116歳
6	猪飼　たね	女	愛知県	1879～1995	116歳
7	木村　次郎右衛門	男	京都府	1897～2013	116歳
8	本郷　かまと	女	鹿児島県	1887～2003	116歳
9	大久保　琴	女	神奈川県	1897～2013	115歳
10	長谷川　チヨノ	女	佐賀県	1896～2011	115歳
11	田島　ナビ	女	鹿児島県	1900～現在	115歳
12	知念　カマ	女	沖縄県	1895～2010	114歳
13	大平　ひで	女	和歌山県	1880～1995	114歳
14	皆川　ヨ子	女	福岡県	1893～2007	114歳
15	中願寺　雄吉	男	福岡県	1889～2003	114歳
16	小山　ウラ	女	広島県	1890～2005	114歳
17	松永　タセ	女	新潟県	1884～1998	114歳
18	川手　ミトヨ	女	広島県	1889～2003	114歳
19	滝井　アサ	女	広島県	1884～1998	114歳
20	白浜　ワカ	女	鹿児島県	1878～1992	114歳
21	宮永　スエキク	女	鹿児島県	1884～1998	114歳

愛知県知事や名古屋市長が祝福したのを、新聞に紹介されたことがきっかけで、その存在が知られるようになった。

その後、テレビのCM出演でさらに有名になり、「春の園遊会」へ招待されたり、「NHK紅白歌合戦」に応援ゲストとして出演したり、と大活躍。その愛される人柄のせいもあり、全国民の人気者となっていた。

百歳頃には、姉妹とも中等度の認知症が認められ、完全な白髪であったというが、マスコミから多くの取材を受けたり、全国各地への招待旅行をこなしているうちに、黒髪が少しずつ増えていったという。つまり若返ったわけだ。

「よくしゃべり、よく笑うのが長生きの秘訣」「悲しいことは考えず、楽しいことを夢見る」「感謝を忘れたら人間ダメになる」「人間は足から死ぬ」等々が口癖で、毎日30分のウォーキングが日課だった由。

好物は、魚とお茶だったそうだ。

おしくも、平成12年に「きんさん」が107歳で、平成13年に「ぎんさん」が108歳で亡くなった。

図表4は、昭和38（1963）年以降の「100歳以上の人口」を示しているが、平成27（2015）年9月現在で6万1568人と、多くの人々が百寿者（Centenarian《センテナリアン》）の仲間入りをしている。

蛇足であるが、皆さん明治の末期〜大正初期に生まれた方々である。

百寿者が増える半面　55歳以下の早死！のなぜ？

「栄養不良」の粗食（ゴハン、芋、野菜、時々魚、卵…）と、毎日の家事、労働などの激しい肉体労働を余儀なくされた明治〜大正生まれの方々のかくも多きが百歳以上の長寿を手に入れている。それにもかかわらず、最近は55歳以下はおろか30歳代、20歳代でガンによって死亡する〝若者〟が増加している。なぜか？

それは百寿者たちが生きてきた「粗食」「筋肉労働」の反対、「過食・美食」と「運動不足」が原因と断言してよかろう。

シェークスピアの『ベニスの商人』の侍女ネリッサは「あまりご馳走を食べすぎると、かえって飢えている人間と同じように、やはり病気になる」と言っている。

ローマの古い諺《ことわざ》に「美食は剣よりも多くの人を殺す」「大食のために死んだ人は多い。

図表4　100歳以上の人口（日本）

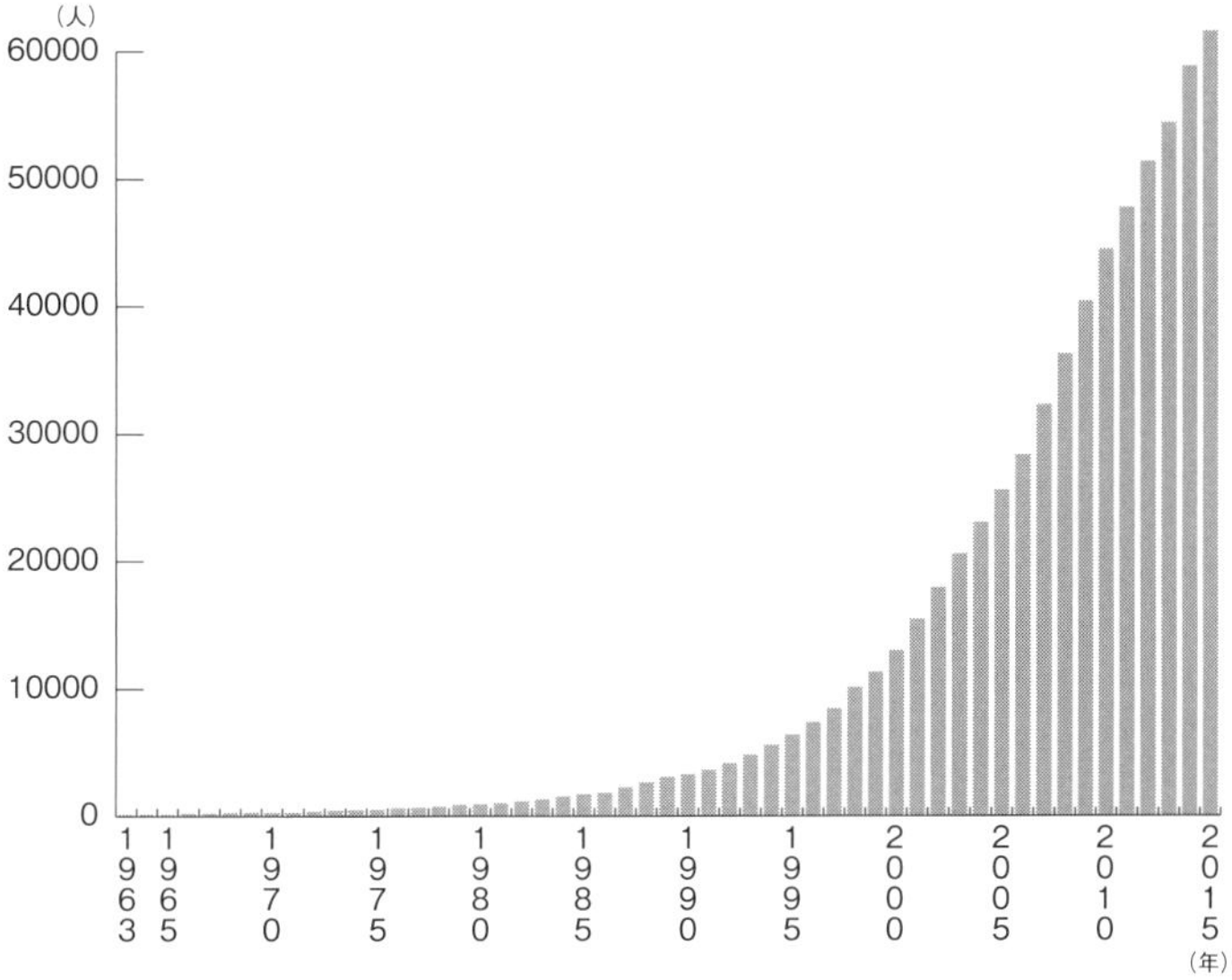

生姜紅茶の作り方

熱い紅茶を入れ、そこに、すりおろした生姜（そのままでも絞っても可）と黒砂糖（またはハチミツ）を自分が一番おいしいと感じる量だけ入れてできあがり。

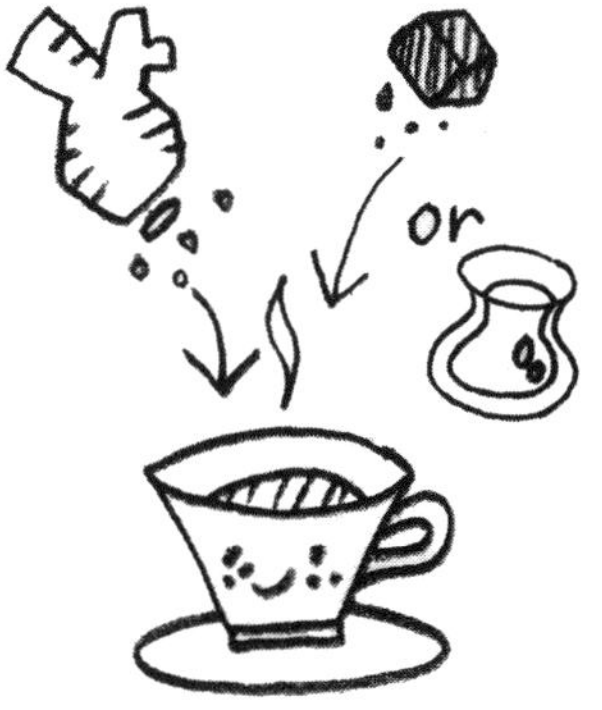

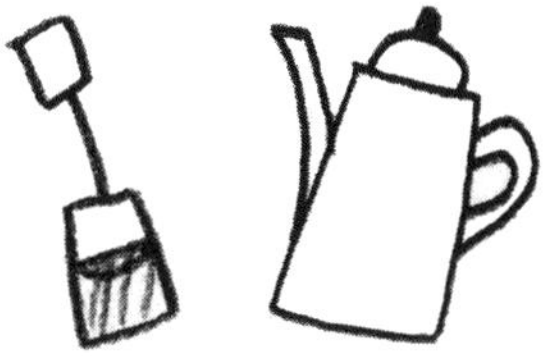

自分を抑える人は、生命を長くする」というのがある。

今や、日本人の40歳以上の男性の約半分がメタボ（メタボリック・シンドローム＝内臓脂肪症候群）に陥っている。つまり「高」脂血症、「高」血糖、「高」体重など「高」のつく明らかな「食べすぎ病」である。

米国ボルチモアにある国立老化研究所では、「摂取カロリーを60％に抑えると、寿命は50％延びる」ことを回虫からサルまでの動物実験で確認している。

日本でも平成10（1998）年、大阪府立大学農学部の中野長久《よしひさ》教授らがマウスを、
(1) 食事制限なし
(2) 食事を80％程度に制限する
(3) 食事を60％程度に制限する
の3つのグループに分けて飼育した。5週目にマウスの腹部にガン細胞を注入して、ガンの進行状態を調べた結果、「腹6分」のマウスの腫瘍の増大の速度が一番遅く、しかも一番長生きした。

米国オレゴン健康科学大学のJ・N＝ズギッチ博士らは、18歳から23歳のアカゲザル（ヒトでは60～70歳に相当）41匹のうち、

28匹…標準食、
13匹…30％のカロリーをカットした食事（腹7分の低カロリー食）
を与えて長期間、観察した。
その結果、低カロリー食のサルは、加齢により大きく低下するT細胞（白血球のリンパ球）の機能や産生能がむしろ向上し、逆に炎症物質の産生量が減少する結果を得られたという。
米国ワシントン大学医学部のL・フォンターナ博士らは、41歳から65歳までの米国人に1日当たり1400～2000キロカロリーの低カロリー食（一般の米国人の摂取カロリーは2000～3000キロカロリー）を食べてもらい、心臓の働きを検査した。その結果、「低カロリー食が血液中のコレステロール、中性脂肪を下げ、血圧を低下させ、体脂肪を減らし、糖尿病のリスクを軽減させることは、これまでの数々の研究で明らかにされているが、心臓の働きも強化することがわかった」と発表した。
私が屋久島に旅行に行った時、会う人、会う人が「屋久島には樹令3000年の縄文杉があります」とおっしゃる。はじめは、「すごいですね、3000年ですか」という答えを返していたが、あまりに同じフレーズを浴びせられるので、「なんで、そんなに長生きするのでしょうね」と尋ねてみた。すると即座に、次のような答えが返ってきた。「屋久島全体が花崗岩で被われているため土壌がやせており、栄養分が少ないので、樹木はその分、必死に生きようとして、強くなり３０００年もの長寿を保つ杉が生まれた…」というもの。

これで合点した。

私が人参・リンゴで作る生ジュースを朝、昼、夕コップ３杯ずつ飲んでいただくだけで数日ないし、１週間過ごしてもらう「断食」道場を伊豆高原に開設して、もう31年になる。その間、元首相３名を含む大臣経験者20余名、国会議員、官僚、会社社長、弁護士、サラリーマン、主婦、学生…と多士済々の人が合計３万人以上見えられた、最近は、医師の来所も多い。

最初断食にくる人の中には、断食は大変な難行・苦行と思っている場合も多くいる。伊東駅に到着されるや、寿司屋、天ぷら屋、そば屋などでたら腹食べてから、入所される人も少なくない。しかし、いざ断食を始めると、空腹感はほとんどないし、むしろ体が軽く、いつもより精力的に動き回れることを体得し、びっくりされるものだ。男の人はすぐ近くにあるゴルフ場でゴルフ三昧の日々を送られる人が多く、女性は近くの丘や湖へのハイキングや温泉巡りをされる人が多い。

毎週日曜日の午前8時30分~11時まで、25年間続けている健康講演で、「皆さん、なにも食べられないのに、宿泊代はふつうに取られる、そんな不条理なことをやりに、よくいらっしゃいましたね」というと哄笑が起こる。

そして、やおら「断食」の話に入る。

「断食は英語で〝ｆａｓｔ〟と言います。皆さんが、飛行機に乗られた時に表示されるfasten set belt.（シートベルトをしっかり締めなさい）の〝ｆａｓｔｅｎ〟と同じ語源です。つまり〝ｆａｓｔ〟には〝しっかり、強く〟という意味があるわけです。言葉はその国、地域の人々の何十年、何百年の経験と知恵から生み出されたものですから、〝ｆａｓｔ〟（断食）すると、体が強く、健康になることを昔の人々は知っていたのでしょう。

鹿児島で養殖したウナギやエスカルゴをトラックで消費地の東京まで運ぶ時、餌を与えながら運ぶと、途中死ぬものがいる。ところが水だけ与えて輸送すると、死ぬものはまったくいないのだそうです」

２０００年、米国マサチューセッツ工科大学のＬ・グァレンテ教授は動物が飢餓の状態になると、細胞の中のSirtuin《サーチュイン》遺伝子、別名、長寿遺伝子が活性化して、健康、長寿を得られるという研究結果を発表している。

２０１５年時点で明治末～大正初め生まれの６万人以上の人たちが、百歳以上の長寿を保つことができている最大の要因は、昭和30年代の初めまで常に続いた飢餓、空腹と考えられる。

昭和23（１９４８）年生まれの私も、昭和27～28年頃からのおぼろげながらの記憶であるが、昭和31～32年頃までの食卓は夕食でご飯にみそ汁、納豆、焼魚があれば超ご馳走であった。時にはおかずがなくてご飯にしょう油をかけてすませたり、サツマ芋に塩をかけて食べる…などということもあったものだ。

この時代の粗食、空腹のおかげで67歳の今日まで、この45年間病知らずで元気に過ごせていると、今は確信している。

ひるがえって、今の若い人たちといっても、昭和35（１９６０）年以降に生まれた人たちは日本の高度経済成長とともに、飽食・美食の食文化が根づいている。この「空腹の経験を知らない」ことが、ガン、糖尿病、痛風、心筋梗塞、脳梗塞…等々の生活習慣病に罹患し、〝早死〟をする原因になっている。

食生活の変化と病気の型の変遷

昭和35（1960）年頃までは、日本人のガンは胃ガン、子宮頸ガンが多かったし、脳卒中は、脳出血がほとんどであった。欧米人の死因の1位である心筋梗塞など、ほとんど存在しなかった。

図表5のごとく、昭和25（1950）年から、平成12（2000）年までの50年間でみても米の摂取量が約半分（図表に示せなかったが1950年が約350グラム、2000年が約半分に減少）、芋類のそれは10分の1に激減した。逆に肉類、卵、牛乳・乳製品の摂取量は、それぞれ9・82倍、6・21倍、17・25倍と激増している。

つまり、肉、卵、牛乳・バターで代表される高脂肪・高カロリー食の摂取が増加したわけだ。

その結果、胃ガン、子宮頸ガンにかかる人は減少し、欧米人に多発する肺、大腸、すい臓、食道、子宮体・卵巣・乳房、前立腺などのガンに罹患する人が増えてきた。つまり、ガンのタイプが欧米化したわけだ。しかも今やガンは死亡原因の断トツ1位に長年居座り続け、昨年は36万人以上の方々がガン死している。

また脳卒中も脳出血が減少し、脳梗塞が増え、日本人にはほとんど存在しなかった心筋梗塞も激増していき、死因の2位になり毎年20万人以上の生命を奪っている。

終戦（第2次大戦の終結＝1945年）後、日本に数百人しかいなかったとされる糖尿病患者は今や予備軍を含めて2000万人以上もいる。

高脂血症や高血圧に悩む人もそれぞれ3200万人、4000万〜5000万人にものぼる。

こうした高脂肪、高カロリーの欧米食の摂取の増加に運動不足も手伝って、日本人のあらゆる病気のタイプが欧米化してきているのである。

図表5　日本人の食生活（1日当たりの摂取量）の変化

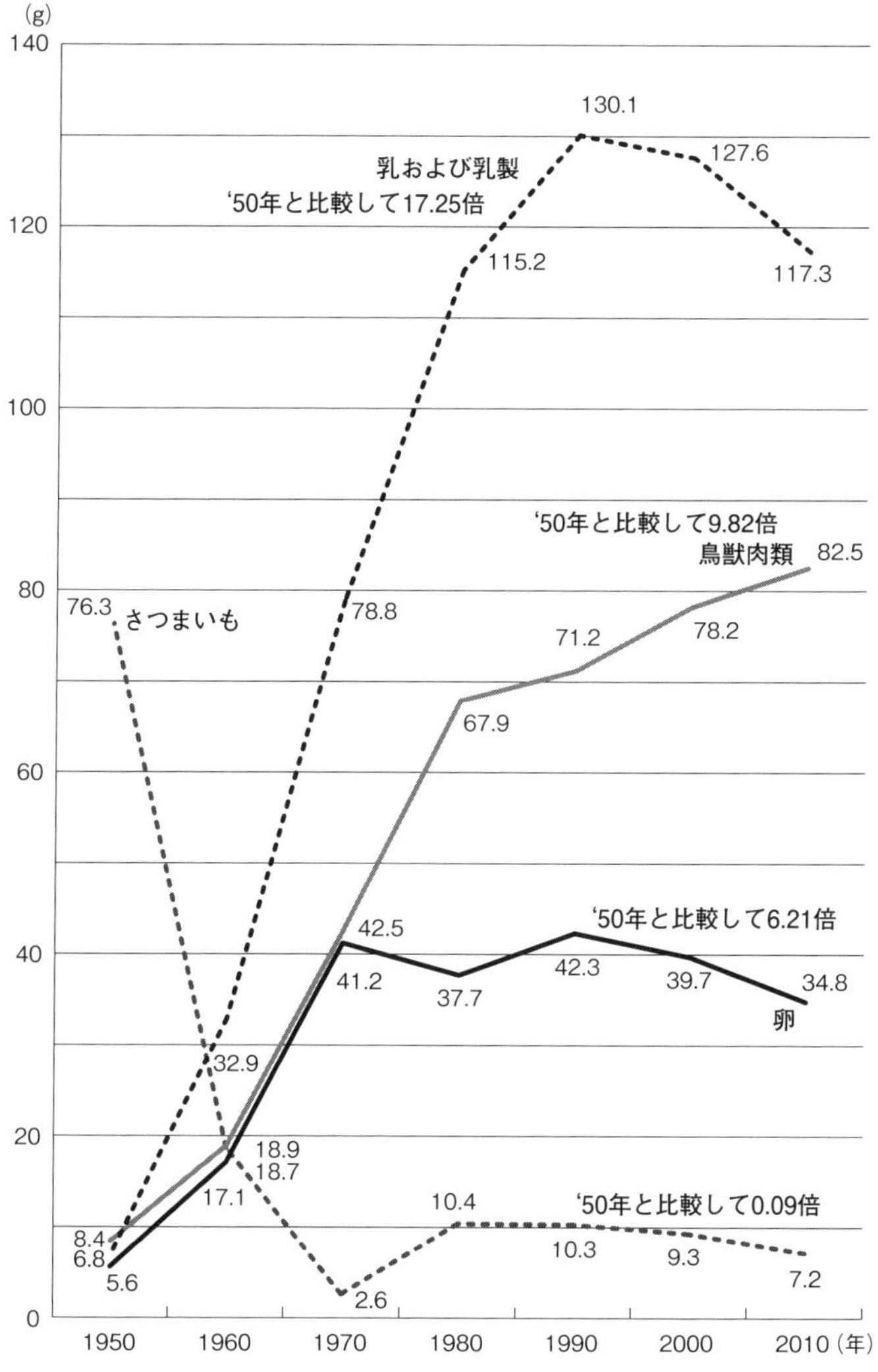

「食品成分表2013」（女子栄養大学出版部）より

ガンを取りまく現状

図表6のごとく、昭和25（1950）年以降、一貫して増加しているのが、ガン（悪性新生物）である。とくに昭和56（1981）年に脳卒中に代わって死因の1位に躍り出て以来、今や2位の心筋梗塞（約20万人）を大きく引き離して断トツの1位である。

昭和35（1960）年以降、毎年9月は、「ガン征圧月間」と銘打って、官民あげて、ガンの予防や早期発見の啓蒙活動を行っている。

平成18（2006）年には、ガン研究の推進と治療技術の向上を基本理念に掲げ、政府と地方自治体にガン対策推進計画の策定を義務づけした「ガン対策基本法」（議員立法）が成立した。その基本対策として、

(1)検診の質の向上
(2)専門医の育成
(3)専門病院の整備

を挙げている。

その前年（2005）には、厚労省が「アクションプラン2005」を発表している。

図表6　主要死因別にみた死亡率（人口10万対）の推移

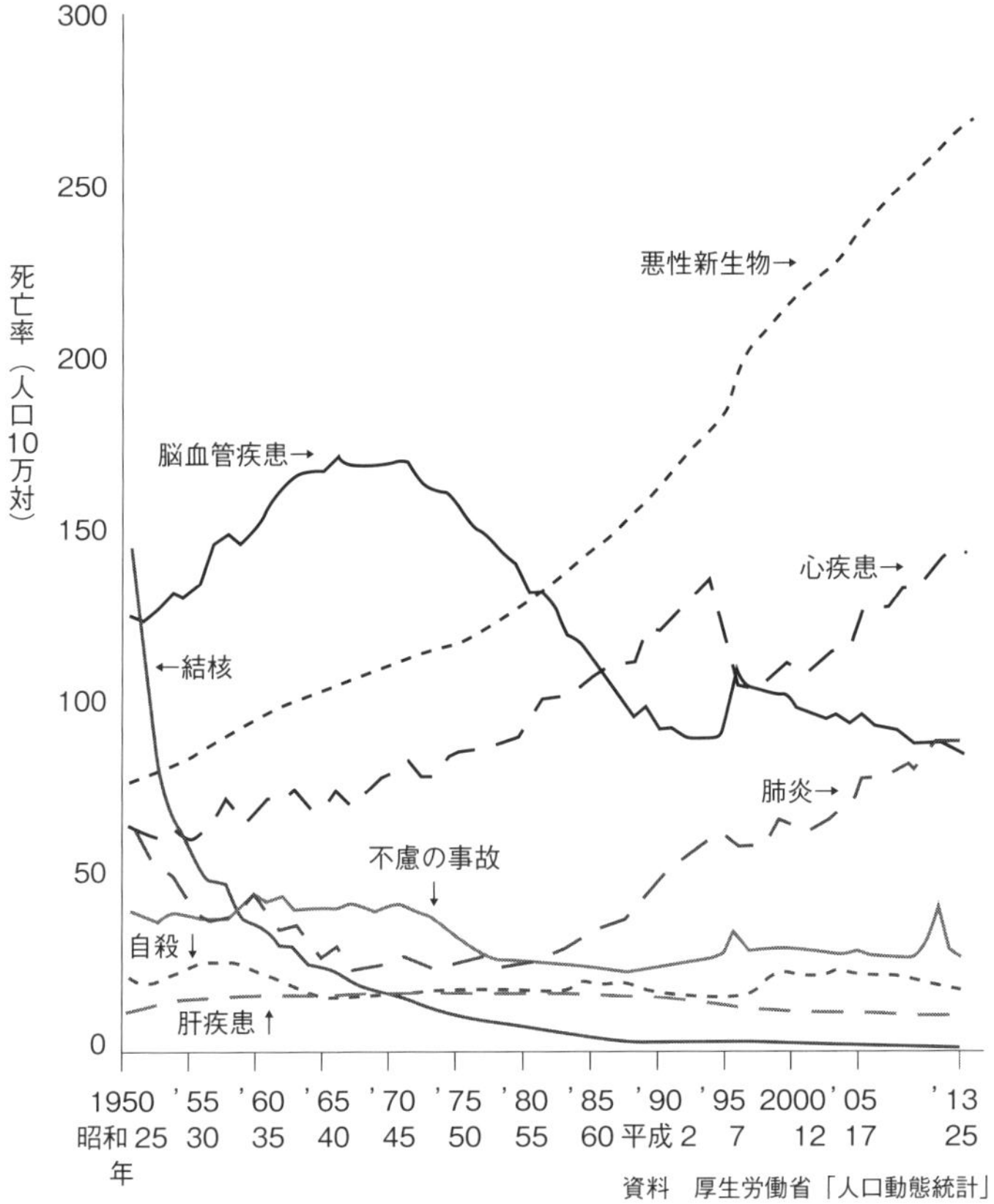

資料　厚生労働省「人口動態統計」

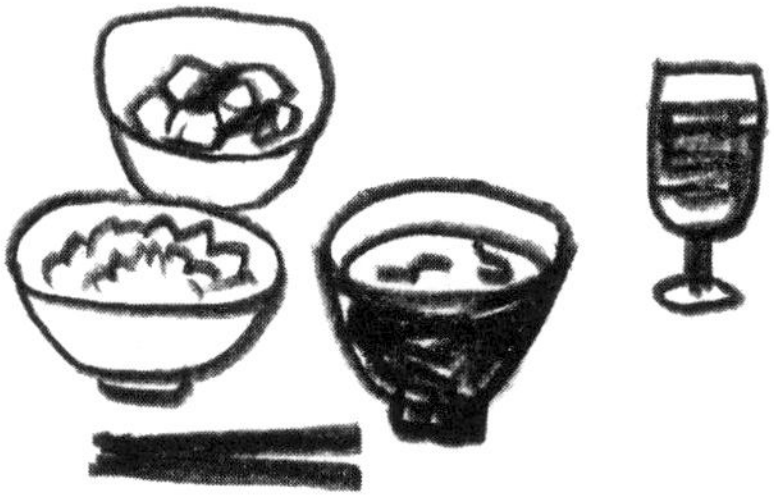

それはガン治療に納得できず、病院を転々とする「ガン難民」の救済をするためである。
そのプランは、
(1)東京・築地の国立がんセンター（現・国立がん研究センター）に対策情報センターを置き、最新の治療情報を患者に提供する。
(2)患者の治療成績を含めて分析し、ガンの実態を把握する「ガン登録」を推進する。
(3)相談支援センターを全国のガン拠点病院に新設する。
というものである。

それなのになぜ、ガン死が減らないのか？

私の友人が大腸ガンで手術を受け、退院の折、主治医に「退院後はどんな食生活をしたらよいでしょうか」と尋ねたところ、「なにを食べてもいいですよ」という答えが返ってきたという。

他の友人の奥さんが乳ガンにかかり、担当医に「ガンの原因はなんなのでしょう」と質問したところ、「それは、私が知りたいくらいです」とおっしゃったとのことである。

つまり西洋医学は、「ガンの原因は不明」としているのだ。

しかし、日本人に多かった胃ガン、子宮頸ガンは減少していき、欧米人に多い肺、大腸、すい臓、食道、乳・卵巣・子宮体、前立腺のガンが増加していったことは、昭和35（1960）年以降の日本人の食生活の欧米化と密接、不離であることは間違いない。

これはアメリカ人の食生活の変化と、ガン罹患のタイプの変遷が明確に示している。

1910年以降、急速に経済発展をしていったアメリカの食生活は、まず乳製品の摂取増加。1940年以降は肉、卵の摂取が増加し、1910年から一貫して穀類と芋類が減少している。

その結果、20年後の1930年から、女性の場合、胃ガン、子宮頸ガンが減少していき、乳ガン、大腸ガン、卵巣ガンが増加して、やがて横ばいとなっている。

男性の場合、胃ガンが減少し、大腸ガン、前立腺ガンが増加して、その後、横ばい。肺ガンはうなぎ昇りに急増している。

つまり肉、卵、牛乳・バター、マヨネーズに代表される高脂肪食の摂取過剰が、こうした欧米型のガンの大きな要因になっていることがうかがえるのだ。

高脂肪食の摂取過剰は、それを消化するための消化液、胆汁の分泌過剰を招く。胆汁の成分が腸内でデヒドロコール酸やアポコール酸に変化し、これらが便秘などで長時間腸に滞溜《りゅう》し、長年にわたり腸壁を刺激すると大腸ガン発生の一大要因になる。

脂肪（コレステロール）から、男性の睾丸内で男性ホルモン（テストステロンなど）が、女性の卵巣内で女性ホルモン（エストロゲンなど）が合成される。

男性ホルモンの過剰は前立腺ガンを、女性ホルモンの過剰は乳房・卵巣・子宮体のガンを誘発しやすくなる。

肺は呼吸を司る臓器と思われがちであるが、実は脂肪代謝（合成、分解）も旺盛に行っている。このため高脂肪食の摂取過剰は肺の働きに負担を強いることになり、肺ガン発生の一要因になるという。


「食生活の欧米化」が「ガンのタイプを欧米化する」のは、食物の質がガンの発生部位を規定するという一面をもっていることがわかる。

日本ではガンのタイプが欧米化しているほか、ガンに罹患する人、ガンで死亡する人も増加している。現時点で3人の1人がガンで亡くなっているし、現在生きている日本人の男性の3人に2人、女性の2人に1人が生涯を終えるまでにガンに罹患するという試算もある。

「食の欧米化」、つまり食の質の問題のほかに、ガンを増やしている要因として、食の量すなわち、食べすぎがあげられる。

なぜなら肉・卵・牛乳・バター・マヨネーズなどに代表される欧米食＝高脂肪食は、食物繊維が含まれておらず、よくかまないでも食べられるので、つい食べすぎる傾向にある。そして高カロリー食でもあるので、摂取カロリー過剰にも陥る。

1960年代にドイツのガン学者イッセルルス博士は動物実験の結果、「食べたいだけの量の食物を与えられて育ったネズミは、2日おきに断食させられたネズミよりも自然発生するガンが5・3倍も高い」と発表している。

米国のカリフォルニア大学バークレー校のマーク・ヘラースタイン博士は、「断食すると、体内の細胞に、抗ガン効果をもたらす」「1日おきにネズミを断食させたところ、体細胞の分裂する速度が確実に減る。細胞分裂自体が遅くなれば、ガン発生の危険性を減らすことができる」ことを実験で証明し、さらに「成長ホルモンやインスリン（たくさん食べると、分泌が促される）のような〝細胞の成長を促すような〟ホルモンは、ガン細胞の増殖のプロセスに深くかかわる」と述べている。

つまり今、日本人の死因の断トツ1位に居座り続けているガンは「食べすぎ病」と言ってもよく、少食にすれば、その予防や再発の予防が可能であることをこの実験は示唆している。

ニューヨークのマウントサイナイ医大のグロス教授は、ある量の放射線を満腹ネズミに照射したところ、「100%」発ガンしたのに対し、腹5分程度の空腹ネズミに同量の放射線を照射しても、わずか「0・7%」しか発ガンしなかったとの実験結果を発表している。

同じく米国のエモリー大学のS・ハイムスフィールド博士が平均年令50歳で同じ程度の進行ガン患者100人を無作為に抽出して、A群の50人には病院のふつう食を、B群の50人には特別の栄養素を存分に加えた高栄養食を与えた。

その結果、A群の平均生存日数は300日、B群は75日だったという。

こうした事実より、発ガンの原因やガンの悪化に、「食べすぎ＝栄養過剰」が深くかかわっていることがわかる。

診断できる〝ガン〟になるまで20年もかかる

ガン細胞が1個体内に発生すると、白血球のNK細胞などの免疫系がガン細胞を攻撃、消滅させる。しかし免疫系の力が落ちて、逆にガン細胞の増殖の力が増大すると、ガン細胞は徐々に増加して固まり、腫瘤（瘍）となる。

ガン細胞が10億個集まった時に直径が0・5センチで重量が約1グラム。この大きさになるまでCTやMRIなどの医学が誇る最新器機を用いても発見できない。1個のガン細胞が10億個（直径0・5センチ）になるまで、短かくて約10年、長ければ約30年、平均19年かかるとされている。

ようするに臨床医学（内科、外科、婦人科など）での早期発見は、ガンの生物学的発生・増殖から見ると、かなり〝晩期〟だということになる。

このため西洋医学が「ガン予防」の最重点課題としている「早期発見」をしても、なかなかガンを根絶できないわけだ。

西洋医学的には、ガンは悪物、悪魔の細胞である。どんどん増殖して、発生した臓器の機能を廃《はい》絶し、また周囲の臓器を圧迫して、その働きを抑制する。あまつさえ血液やリンパ液に乗って、全身の臓器に転移することも少なくない。

血管を食い破って、出血をもたらし、免疫力を低下させ、肺炎や敗血症などの感染症も惹起させる。

このため西洋医学は、ガン（腫）を手術で摘出する、放射線で焼灼する、抗ガン剤で壊滅させることに専心する。

手術で臓器もろとも摘出すると、胃の場合、消化力の低下、ダンピング症候群（胃切除を受けた患者の食後におきる①吐気、嘔吐、心窩部圧迫感、②脱力感、発汗、動悸などの症状）が起こる。肺の場合、息切れ、動悸。直腸の場合、人工肛門の造設…等々それぞれの臓器の機能の廃絶、低下による諸々の症状が表われる。

放射線や抗ガン剤は、白血球の減少による免疫機能の低下がもたらす肺炎、肝膿瘍《かんのうよう》、敗血症などの感染症、血小板減少による出血（吐血、下血、喀血）などのほか、全身の臓器、器官、細胞を傷害し、多臓器不全が発現することも稀ではない。

このため西洋医学のガン治療で、「ガンは消滅しましたが、ガンが宿っている人体（本人）も死にました」ということも少なくないわけである。

西洋医学では、ガンの原因は不明とする。しかし、なんらかの原因で起こったガン（腫）

という結果のみを摘出、焼灼、壊滅させても、原因は残ったままなので再発・転移が生じるのは、むしろ当り前といってよい。

漢方、自然医学的に見る〝ガン〟

漢方医学的では、2000年も昔から「食は生命なり」「食が血となり肉となる」「万病一元、血液の汚れから生ず」と考えられてきた。

口から胃腸に取り入れられた食物は胃腸で消化されて、水分、タンパク質、脂肪、糖、ビタミン（約30種）、ミネラル（約100種）として、血液の中に吸収されていく。

血液には、他に肺から吸収された酸素、各臓器で産生された酵素（GOT、GPT＝肝臓、アミラーゼ＝すい臓…）、それに内分泌臓器（甲状腺、脳下垂体、卵巣、副腎…）等々で産生された種々のホルモンも存在する。さらに人体を構成する60兆個の細胞で種々の栄養素が利用された結果発生する尿酸、尿素ちっ素、クレアチニン、乳酸、ピルビン酸…等々の老廃物も存在する。

血液中のこうした老廃物の増加はもちろんのこと、タンパクや脂肪（コレステロール、

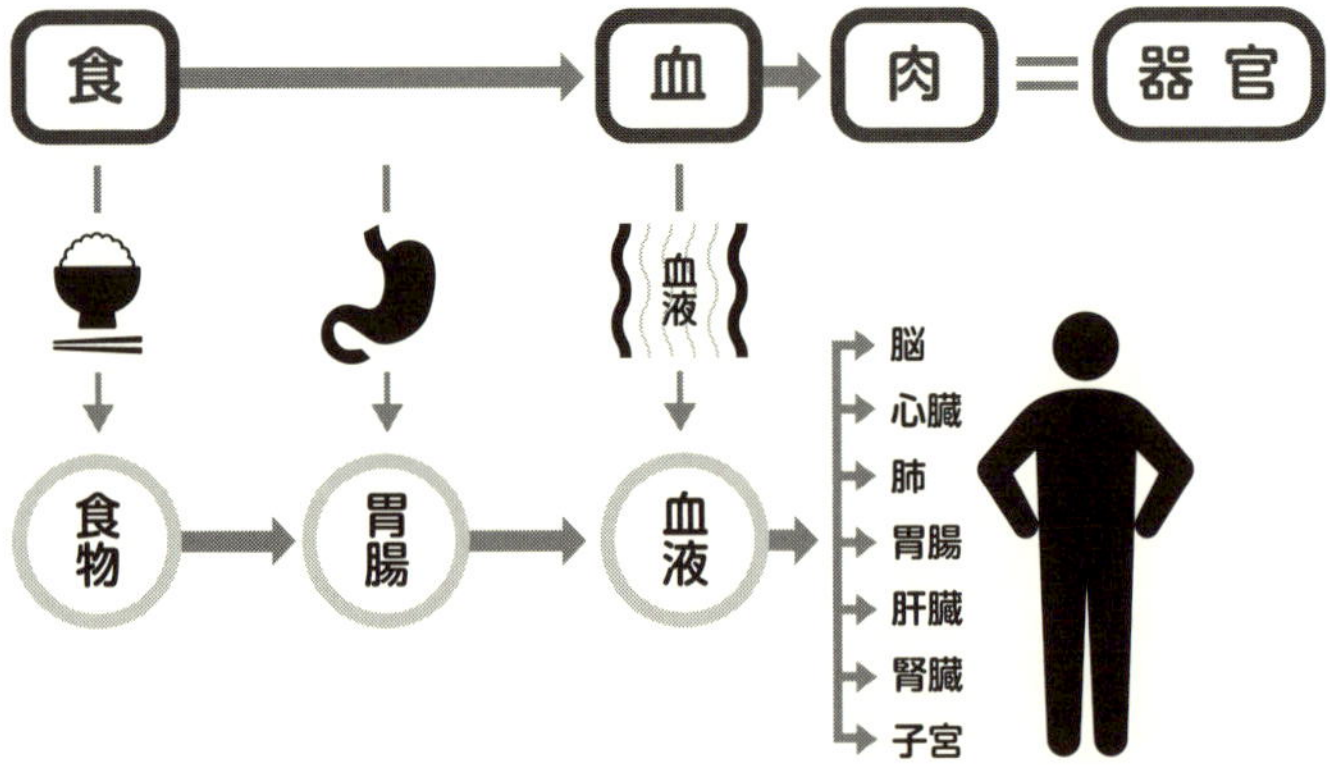

中性脂肪…他）、糖やビタミン類、ミネラル類、各種酵素やホルモンの多寡も〝血液の汚れ〟として、漢方医学ではとらえられていたようだ。

血液は、全身を約40〜60秒で一周する。こうした〝血液の汚れ〟が全身の細胞を刺激すると、細胞は傷害され、種々の不調や病気を起こす。

よって人体は血液が汚れた場合、種々の反応を起こして、血液を浄化しようとする。

(1) 発疹

体に合わない食物や薬剤を摂取した時、ジンマシンや湿疹、化膿疹という形で体内、血液中の有害物を皮膚から排泄する現象が起こる。

そうした急性の有害物でなくとも、食べすぎや運動不足、冷えなどが長く続くことによって血液内に蓄積してきた老廃物や有害物を、皮膚から排泄しようとする現象が発疹である。

ハシカ、梅毒、発疹チフスなどの発疹をともなう病気は、発疹がひどいほど、病気自体は軽くて済むことが昔から経験的に知られている。

発疹が血液の汚れの浄化反応と考えれば、納得できる。

(2) 炎症

ふつう、血液内の老廃物、有害物は白血球のマクロファージや好中球が貪食、処理してくれる。

しかし老廃物、有害物が多くなりすぎる、つまり「血液の汚れ」がひどくなると、外からバイ菌（細菌、真菌、ウイルス…等々）が侵入して下さり、肺炎、気管支炎、胆のう炎、膀胱炎等々の「炎症」を起こして、「血液の汚れ」を燃焼してくれる。「燃焼」しているので、「発熱」するのである。

もともとバイ菌は糞だめ、汚ない下水、死骸などに多数生棲していることを考えると、「地球上の不要物、余剰物、死物を処理してくれる働きをするのが、バイ菌」ということがわかる。

そのバイ菌が体内・血液内に侵入してくる（炎症が起きる）のは、体内・血液内が汚れていることを表わしている。

(3) 動脈硬化、高血圧、血栓

そうしたバイ菌の侵入（炎症、感染症）に対して、抗生物質でバイ菌を殺菌して一時抑えをしたり、食べすぎ、運動不足、冷えなどの悪い生活習慣がさらに続くと、血液内の老廃物・有害物は減るどころか増えていく。つなぎ合わせると10万キロメートルにもなる血管の内側にそうした老廃物を沈着させて、血液を浄化しようとする。それが動脈硬化である。

動脈硬化により、血液は浄化されても、血管は細くなっているのだから、心臓はより大きな力を入れて、血液を送り出そうとする。それが高血圧だ。

高血圧が生じると、西洋医学は血管拡張剤や心臓の力を抑えるβブロッカー製剤などで血圧を下げようとする。心筋梗塞や脳卒中を防ぐために一時的には役に立つであろうが、同じ生活習慣を続けていると、また血液が汚れてくる。その汚れを、血管の内壁に沈着させる浄化作用には限度がある。血管が細くなりすぎると、血液が流れにくくなるからだ。

そうなると、汚れた血を外に排出（出血）させたり、1か所に固めて（血栓）血液を浄化しようとする。

よって動脈硬化も高血圧も、出血（痔、潰瘍、生理過多、青アザ…）や血栓（脳梗塞、心筋梗塞、血栓性静脈炎…）も、すべて血液浄化反応と考えてよい。

(4) ガン腫

発疹、炎症、動脈硬化、高血圧、出血、血栓等々の「血液の汚れ」を浄化しようとする反応自体を病気とみて、西洋医学はそれを抑えようとする治療をする。つまり、

発疹…………抗アレルギー剤、ステロイド剤
炎症…………抗生物質、解熱剤
動脈硬化……血管拡張剤、抗高脂血剤

高血圧……………心臓の力を抑えるβブロッカー剤、血管拡張剤
出血……………止血剤
血栓……………アスピリン、ワーファリンほかの血栓溶解剤

などによって対処する。

こうした治療により一時的な症状は改善できるが、血液の汚れの浄化現象を抑える治療なのだから、血液は汚れたままになる。

そこで、血液の汚れを浄化する装置を作る。それが、〝ガン腫〟であると喝破《かっぱ》されたのが、世界的な血液学者、森下敬一医学博士である。

森下博士は、昭和3（1928）年3月3日生まれ。昭和25（1950）年に東京医大を卒業された後、血液生理学の研究に没頭され、昭和30（1955）年に千葉大学医学部から医学博士の学位を授与された。

昭和30年代には、それまでの骨髄造血説の理論を根底から覆えす「腸造血説」や、「ガンは血液の浄化装置説」を打ち立てられた。

昭和41年第51回、昭和43年第58回の国会・衆議院の科学技術振興対策特別委員会にも、

招へいされ、「このままのガン対策では、日本中にガンがはびこり、大変な事態になる」という証言をされている。

西洋医学がガン対策に多大なる力を注いでいるのにかかわらず、現在3人に1人がガンで亡くなっていくという由々しい事態が生じている。

森下博士が50年前に、予言された状態に陥っているのである。

われわれの医学生時代の教科書には、「ガン腫からはcancer toxin＝ガン毒素が排泄されている…」という記載があった。

つまり、血液の汚れ（毒素）を1か所に集めて排泄しているという「ガンは血液の浄化装置」という森下学説とぴったり符合するのである。

ガンからは、必ず出血する。

胃ガン→吐血　**肺ガン**→喀血
大腸ガン→下血　**腎臓・膀胱ガン**→血尿
子宮・卵巣ガン→不正出血　**ガン性腹膜炎**→血性腹水

これもガン腫を通して、出血により血液の汚れを浄化している様子と考えれば、合点がいく。

ガンに対する西洋医学の三大療法、手術、放射線、抗ガン剤による治療だけでガンを克服し、元気に社会復帰している人もいらっしゃる。しかし、そうした例はむしろ例外的で、統計でみる限り、毎年ガン患者とガン死亡者が増え続けている。この事実を鑑みると、西洋医学のガンの予防治療法はほとんど効果がないことを意味している。

第2章

血液を汚す習慣、キレイにする習慣

ガン細胞は生命の危急存亡の事態で発生する

ガンを細胞学的に見ると、ガン細胞は、正常細胞が幼若化した細胞ということができる。白血球（好中球＝顆粒球）を例にとると、骨髄の中で、「骨髄芽球」→「前骨髄球」→「骨髄球」→「後骨髄球」と徐々に成長していき、末梢血（流血中）に出てくる時は桿状球となり、さらに成熟して分葉球になる。

桿状球、分葉球になってはじめて、顆粒球の特有の働きである老廃物、有害物、細菌の貪食や殺菌機能を発揮する。

白血球のガン、つまり白血病は骨髄芽球（または前骨髄球）が骨髄の中で増殖して、それ以上成長できず、幼若な骨髄芽球のままで流血中に出てきた状態を言う。

成長していない幼若球なので、貪食殺菌などの白血球の本来の働きができない。だから肺炎や敗血症などを引き起こすことも多い。骨髄の中で、骨髄芽球などの幼若白血球が増えすぎて赤血球や血小板（止血の働きをする）が十分に成長できないので、赤血球減少＝貧血、血小板減少＝出血…などという症状も白血病では併発してくる。

胃ガンや肺ガン、子宮ガン…等々を生検し、組織片を顕微鏡でのぞくと、成長しない幼若型の胃や肺や子宮の細胞、つまりガン細胞が増殖しているのが見てとれる。

つまり「ガン」は、細胞学的見地からは、「細胞の幼若化」「細胞の先祖返り」と表現される。

では、なんのために細胞は幼若化、先祖返りをしようとするのだろうか？

始原生命＝白血球とガン細胞の共通点

30億年前の原始の海の中に、アメーバ様の単細胞生物が誕生したのが、生命の起源とされている。

その後、分化、分裂、増殖をくり返しながら、多細胞生物が作られ、6億年前に脊椎動物が誕生してから、魚類→両生類→ハ虫類→鳥類→哺乳類と進化をしていく。その頂点にヒトがいる。

30億年前のアメーバ様の始原生命が分化や進化をせず、そのままの形で血液という海の中に存在しているのが白血球であるのではないか、と私はかなり前から推測していた。

白血球にも図表7のごとく、マクロファージ、顆粒球、リンパ球等々の種類があるが、マクロファージこそがアメーバ様始原生命と考えられる。

図表7　白血球の構成とその働き

白血球の構成		働き
顆粒球（約60％）	好中球	細菌の貪食・殺菌、血液中の老廃物の処理
	好酸球	5％以下。アレルギー反応の原因物質のヒスタミンを中和し、アレルギー疾患の治癒を促進
	好塩基球	2％以下。ヘパリンを放出して血栓を防いだり脂肪を低下させる
リンパ球（約30％）	B細胞	抗体（免疫グロブリン）をつくって、ミサイルのように病原菌その他の抗原に向かって発射・攻撃
	ヘルパーT細胞	免役システムの司令塔。キラーT細胞の成長を助けたり、B細胞に抗体の産生を命令
	キラーT細胞	ウイルスに感染した細胞を直接破壊
	NK細胞	マクロファージと似た働きをする。とくにガン細胞の攻撃
	サプレッサーT細胞	免疫細胞が外敵を全滅させると、キラーT細胞やB細胞にそれを知らせ、戦争を終結させる
マクロファージ（約5％）		体内に侵入したホコリ、死滅した細胞、血管内壁のコレステロールなど、なんでも食べるスカベンジャー（掃除屋）。血液内以外にも、肺・脳・肝臓・腸などに存在。サイトカイン（白血球生理活性物質）を放出してガン細胞を攻撃。抗原（病原菌など）を完全に破壊できなかった場合、ヘルパーT細胞に、緊急事態を知らせ、免疫システムの奮起を促す

マクロファージはじめ、白血球は1個1個が生命をもつ単細胞生物であり、この図表のように種々の役割をwill（意志）をもって果たしている。

世界的な免疫学者で、新潟大学名誉教授の安保徹博士と約10年前（当時は同大学医学部教授）対談した折、まさに驚愕するような理論を拝聴した。

「人体が危急存亡の危機に直面すると、すべての細胞はマクロファージに先祖返りして、生命を終えようとする」というものだ。そしてマクロファージこそ、アメーバ様の始原生命である、と安保教授も考えておられた。

ガン細胞は「幼若化細胞」「先祖返り細胞」であり、「血液の汚れ」という一大事が体内で起きた時に、生命の原点であるマクロファージに戻ろうとしているのではないか、と推測される。

よって「ガン細胞」は、「血液を浄化して、生命を永らえようとしている」一面と、「このまま血液の汚れが続くなら、生命を終わらせようとする」一面があるのではなかろうか。

西洋医学的には、「悪魔の細胞」のガン細胞と、「正義の味方の免疫細胞」である白血球に、以下のような共通の性質があることを考えれば、さらに合点がいく〈図表8参照〉。

図表８　ガン細胞と免疫細胞

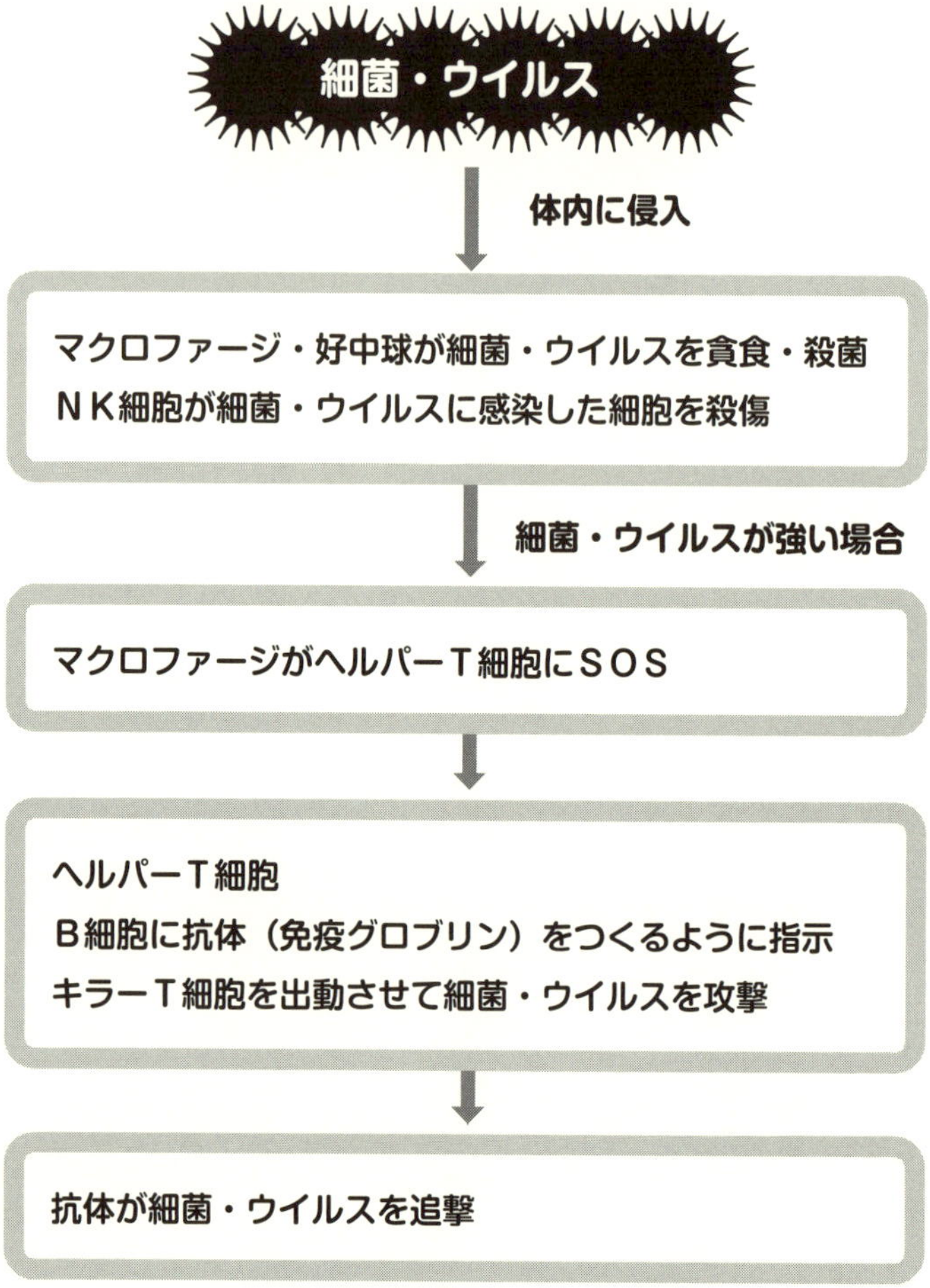
細菌・ウイルス
体内に侵入
マクロファージ・好中球が細菌・ウイルスを貪食・殺菌
ＮＫ細胞が細菌・ウイルスに感染した細胞を殺傷
細菌・ウイルスが強い場合
マクロファージがヘルパーＴ細胞にＳＯＳ
ヘルパーＴ細胞
Ｂ細胞に抗体（免疫グロブリン）をつくるように指示
キラーＴ細胞を出動させて細菌・ウイルスを攻撃
抗体が細菌・ウイルスを追撃

白血球は体を守る「軍隊」。

手分けして細菌やウイルスと戦う。

(1)白血球（マクロファージを含む）が血液中や細胞内を移動する時に必要な「Ｌｅｘ」とよばれる分子（糖鎖）をガン細胞も産生している。つまり白血球と同じように、体内、血液内を泳走できる。体内、血液内を移動できる細胞は白血球とガン細胞のみである。

(2)細胞と細胞の間に存在する基底膜を移動できるのは、白血球とガン細胞のみである。つまり白血球もガン細胞も、「メタロプロテアーゼ」（タンパク質分解酵素）を産生して、基底膜を溶解して突破する。

(3)白血球からもガン細胞からも大量の活性酸素が産生され、対象物を燃焼・破壊する。

こうした事実をふまえ、自然医学的観点からガンという病気を眺めた場合、

(1)ガン腫を手術で摘出しても、放射線や抗ガン剤で壊滅させても、ガンの原因を取り去ったわけではないから、生きている限り再発や転移が起こるのは、むしろ当然といえる。

(2)ガンという病気は最新医療機器で早期発見しても、ガン細胞が1個できてから20年近くも経過しているのだから、生物学的なガンの増殖という面から見ると、かなり「晩期」ということになる。

(3)血液の汚れの浄化をしない限り、ガンの予防や治療・改善は不可能である。

ということがいえる。

近藤誠博士の「がんもどき」論は正しいか

西洋医学はガンの本質を十分にとらえているとはいえず、なんらかの原因でできたガン腫という「結果」の摘出・壊滅に腐心する治療をしているがゆえに、元慶応大学放射線科講師の近藤誠博士の『医者に殺されない47の心得』（アスコム）という、まさに度肝を抜くようなタイトルの本が120万部ものベストセラーになるのである。

ガン患者をはじめ一般の人たちが、西洋医学のガンに対する治療法に対して漠《ばく》とした不審感をもっている証左であろう。

この本の内容は、タイトル以上に度肝を抜かれる内容でいっぱいである。

曰く「医者はヤクザや強盗よりタチが悪いんです。ヤクザはしろうと衆を殺したり、指を詰めさせたりすることはありません。強盗だって、たいていはお金をとるだけです。しかし医者は、患者を脅してお金を払ってもらった上に、しょっちゅう体を不自由にさせたり、死なせたりする」「ガンをいくら〝早期発見・早期治療〟をしても、1960年代からガンで死ぬ人の割合は下がっていない。症状がなくて検査で見つかったガンは、ほぼ命を奪わない〝がんもどき〟。本物のガンならすでに転移をしているので、切除手術や抗ガン剤治療は無意味です」…など。

そして結論として、

「抗ガン剤は効かない。ガンは原則として放置したほうがいい」と主張されている。

近藤誠博士は西洋医学の方法論でガンを研究され、膨大な量の欧米の論文を読破された結果、こうした結論をもつに至られた。

漢方医学はエビデンスがないと言って否定されるし、「人参ジュースは砂糖水と同じ」「肉・卵・牛乳を食べていれば元気ですごせる」と主張されているくらいだから、食養や自然医学に対する造詣や知識はもっておられるとは思われない。

しかし「ガンは血液の汚れの浄化装置」であるゆえに、ガンを摘除したり、放射線や抗ガン剤で壊滅させても、根本治療にはならず、そうした治療法によって生ずる臓器の欠損、白血球や血小板の減少による感染症や出血により、体力・免疫力の低下や生命の短縮が起こるとする自然医学的な結論と近藤理論とは一致している。

ガンが血液の汚れの浄化装置＝延命装置とした場合、そのガン腫を摘出、壊滅させることは、延命装置を取り外すことになる。

よって近藤博士がおっしゃるように、「（西洋医学的）治療をしないほうが長生きする」ということにもなる。

ウェルチの4つの分類

西洋医学の三大療法のみ（手術、放射線、抗ガン剤）を受け、ガンを克服して、元気に社会復帰している人も少なからずいらっしゃる。

また、西洋医学的治療を拒否して食事療法他の自然療法を行い、「ガンが治った」ことを著書にしている人もいるし、実際に自然療法でガンを治したという人に会ったこともある。

しかし、ガンの種類を4つに分類しているウェルチ（Ｗｅｌｃｈ　ＨＧ）という学者の説から考察すると、面白いことに気づかされる〈図表9参照〉。

図表9　ウェルチのガン4分類

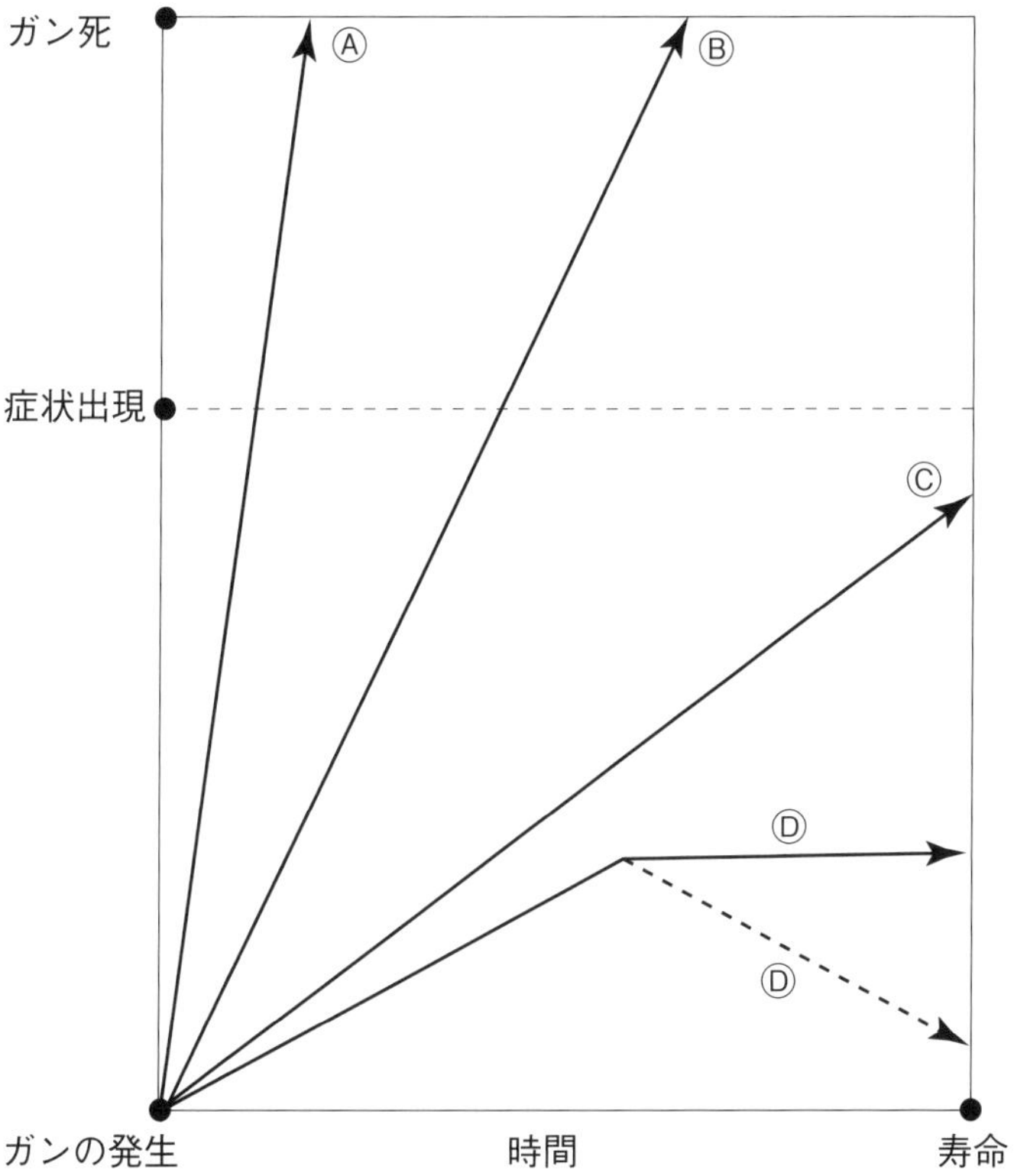

Ⓐ 増殖が極めて速く、症状発現後、短時間のうちに生命を奪うガン
Ⓑ 増殖速度はそれほど速くないが、やがて症状が発現して、最終的には生命を奪うガン
Ⓒ 増殖がゆったりしており、生命を奪うほどには進行しないガン
Ⓓ ほとんど増殖せず、ときには退縮＝自然治癒してしまうガン

相当に皮肉な見方をすると、西洋医学的治療や自然療法で「治った」とするガンは、Ⓒ
かⒹなのではないか。
つまり、近藤博士が指摘する「症状がなくて見つかったガンはほぼ生命を奪わない〝がんもどき〟」の「がんもどき」がⒸとⒹのガンということになる。
切除手術や抗ガン剤治療をしても治らないガンがⒶやⒷということになる。

こう考えてくると、1つ問題が生ずる。

症状のないⒸやⒹの「がんもどき」を、人間ドックや健診でCT、MRI、胃カメラなどの優秀な最新医療機器で発見した場合だ。

西洋医学では、「早期発見です」と医師と患者がよろこびを共有し、その後、手術、放射線、抗ガン剤というルーチンのガン治療の流れ作業が始まる。それによると、

手術→臓器の欠損によるダメージ
放射線→被曝による臓器、および体全体のダメージ
抗ガン剤→白血球減少（肺炎などの感染死）や血小板減少（吐血、下血、喀血などの出

血）のほか、全身60兆個の細胞に大打撃を与えるなどの副作用で、体力や免疫力の低下。その結果種々の病気の併発が起こりえる。最悪の場合、死亡事故が起こりはしないかという危惧である。

広島や長崎に落ちた原爆による被曝で多数の人が犠牲になり、その後何十年と後遺症で悩んでおられる人々がいらっしゃることを考えると、放射線治療の危険性は十分に推測できる。

また最初に開発された抗ガン剤・ナイトロジェン・マスタードは、第1次大戦でドイツ軍が敵兵を殺戮するために使った毒ガスから作られたものである。その後、今にいたるまで開発された抗ガン剤は、ガン細胞や正常細胞を殺す細胞毒がほとんどであることを鑑みると、抗ガン剤の恐さは察してあまりある。

自然医学的にガンは、①「生命を終わらせようとする反応」②「血液を浄化してガンを治そうとする反応」の2つの意味がある、と先に述べた。

ウェルチの分類のⒶやⒷのガンは、②より①の反応が強いガンで、同じくⒸやⒹのガンは①より②の反応が強いガンといってよいのではないか。

ガンで日本は衰亡していくのか

以下、小生のクリニックへガンで受診希望のため、あらかじめ書いていただいた「病歴伺い」の内容だ。

ほとんど「本物のガン」に20歳代はじめから、30歳代にかけて罹患されている例ということがわかる。こうしたガン患者の治療経過を見る限り、西洋医学的治療は困難を極めており、「手術」「抗がん剤」放射線」の三大療法が「根治療法」とほど遠い治療ということがわかる。

私が医師になった40余年前は、ガンは「老年病学」の中で、動脈硬化とともに代表的な「老人（化）病」という位置づけだった。

それが今や20歳代で不治の本物のガンに罹患し、生命を落としていく若者が多い現実を直視すると、日本人の健康、生命、ひいては国家の存立そのものが危急存亡の事態に追いこまれつつあるという、危惧の念を抱かざるを得ない。

「ガンになってからでは遅すぎる」のである。ガンが発症する前に、誤った食生活をはじめ、運動不足、ストレス等々、「血液を汚す」原因を作らない日々を送る必要がある。

A君　平成4（1992）年生まれ＝21歳（当時）
病名：腎臓～尿管ガン
経過：2～3か月前よりひざ痛、腰痛が出現。近医（整形外科）を受診し、「痛み止め」を処方され服用しても無効。総合病院を受診したところ、腎臓～尿管の腫瘍と診断された。また腹膜に転移あり。
治療：モルヒネ系の内服薬と、ステロイド剤で治療中。手術や抗ガン剤の適用は不可能と言われた由。

Bさん　昭和60年（1985）生まれ＝27歳（当時）
病名：乳ガン（右）
経過：平成24（2012）年＝27歳の時、乳ガンのため、右乳房全摘。その後、抗ガン剤治療を始めたが、腰の骨への転移が発覚。

C子さん　昭和60（1985）年生まれ＝29歳（当時）
病名：⑴胃ガン
⑵膀胱ガン
経過：1か月前に痛みのない血尿が出現したので泌尿器科を受診したところ、「膀胱ガン」と判明。ガンセンターで手術のための諸検査を施行中、「胃ガン」も発見された。
治療：強度の貧血があり、手術不能とされた。全身の筋肉～関節痛が存在するため、モルヒネ系の痛み止めで、経過観察中。

D子さん　昭和58（1983）年生まれ、31歳（当時）
病名：⑴乳ガン
⑵転移性膵ガン

(3)転移性肝ガン
(4)多発性骨転移
経過：2年前に、左乳房のガンの全摘手術を受け、その後、放射線療法、ホルモン療法を受ける。
今年に入り、肺、肝臓、骨に転移が発覚。
治療：鎮痛剤を服用、痛みがひどい時は、モルヒネ系の鎮痛剤を併用。

Eさん　昭和58（1983）年生まれ、31歳（当時）
病名：(1)卵巣ガン
(2)転移性肺ガン
(3)転移性胆管ガン
(4)多発性骨転移
経過：平成25（2013）年に、婦人科健診で卵巣ガンを発見される。念のためとなされた全身のPET-CTで、肺、胆管、骨への転移が存在することが判明。

治療：すぐに抗ガン剤治療が始まったが、全身倦怠感、抜け毛、白血球減少が激しく現在、治療を中止して様子を見ている。

Fさん　昭和57（1982）年生まれ　32歳＝当時

病名：(1)乳ガン（右）
(2)転移性肝ガン

経過：平成26年の正月に右乳房のしこりに気づき、病院を受診したところ、「乳ガン」と診断される。

治療：手術は不可能とのことで、放射線治療を行うがほとんど効かず、肝臓に数か所転移していることが発覚。現在、抗ガン剤による治療中であるが、全身の筋肉痛、全身倦怠感で、動くことすら不可能。

Gさん　昭和57（1982）年生まれ　32歳＝当時

病名：(1)子宮頸ガン
(2)転移性肝ガン
(3)転移性肺ガン
(4)多発性骨転移

経過：平成25（2013）年：子宮頸ガンの疑いのため円錐切除術を受けるが、生検でガン細胞が発見されたため、抗ガン剤の治療を受ける。

終了後のPET、CT検査で子宮、肝、骨盤への転移が発見。

平成26（2014）年：転移性肺ガンも存在するため、抗ガン剤の治療を開始。ただし、余命2年と診断されている。

Hさん　昭和55（1980）年生まれ、34歳（当時）
病名：(1)原発性腎臓ガン
(2)転移性肝ガン
(3)転移性脳腫瘍

⑷多発性骨転移

経過：2012年に血尿のため、泌尿器科受診。腎臓ガンと診断され、右腎臓の全摘手術を受ける。この時点で、「転移なし」との診断。6か月後の健診で肝臓、脳、骨に多発性転移があることがわかり、放射線照射および、抗ガン剤治療を受けている。

骨の痛みのため、モルヒネ系の痛み止めを服用している。

G氏　昭和54（1979）年生まれ、35歳（当時）

病名：⑴肝臓ガン

⑵転移性肺ガン

経過：20歳代より、「B型肝炎」を指摘されていた。2014年の定期健診でAFP（腫瘍マーカー）が高値を示したので腹部CTを受けたところ、直径3㎝の肝臓ガン3個が発見された。

手術で肝臓ガンは切除できたが、4か月後、肺に無数の転移ガンが発見された。手術は不可能なので、今後、抗ガン剤治療に入る予定。

H子さん　昭和47（1972）年生まれ、39歳（当時）
病名：(1)乳ガン（右）
(2)転移性肺ガン
(3)転移性肝臓ガン
(4)転移性脳腫瘍
(5)右腋下リンパ節転移
経過：平成18（2006）年　右乳ガンのため、温存手術を受けた。その年のうちに抗ガン剤治療2回と、放射線治療1回を受ける。

平成19（2007）年　右脇の下リンパ節転移のため、摘出手術を受ける。

平成21（2009）年　左脇の下のリンパ節への転移のため、摘出手術を受ける。その後の検査で肺の転移が判明。

平成24（2012）年　肝臓、脳、骨にも転移し抗ガン剤治療をすすめられている。

I氏　昭和43（1968）年生まれ、46歳（当時）

病名：⑴舌ガン

⑵転移性咽頭ガン

経過：平成15（2003）年に、舌ガンが発覚し、手術で摘除、しかしこれまで7回の再発、その度に手術や放射線治療を受ける。

今年になり、咽頭部への転移が発覚、放射線療法の後、抗ガン剤による治療をすすめられている。

現在、口内～喉の痛みのため、鎮痛剤でコントロールしている。

技術の進歩が「がんもどき」につながった

こうした「本物のガン」は手術しようが、放射線や抗ガン剤で壊滅を試みようが、一時的に消滅したように見えても生き残り、しつこく再発・転移をくり返していくことがわかる。

いわゆる西洋医学では、手に負えないわけだ。「ガンは身の内」という名言を残した日本が誇る世界的なガン学者であった吉田富三医博（１９０３〜１９７３、１９５９年文化勲章受章）はガンに対して膨大な研究をした後、次のように述べている。

「初めは音もなく訪れ、一旦それと診断された暁には、死から免れ得ない病。家庭的にも、社会的にも、中核をなす人々を襲う業病。それが癌である。宿主（人体）細胞より生まれ、宿主を殺すまで増え続け、宿主の死とともに自らの命を絶つ不思議な生物系。それが癌である」

吉田富三博士のガンに対する定義は、

(1)周辺の組織に侵入する（浸潤）

(2)遠く離れた臓器、組織に転移する

⑶宿主の命を奪うまで増え続ける

というものである。

吉田富三博士ほどの偉大なガン学者も、「体内に危急存亡の危機（血液の汚れ）が生じた時に生命の起源の細胞であるマクロファージに〝先祖返り〟して、生命を終えようとしている」ガンの本来の姿に対しては、想像もつかなかったのだろう。

吉田富三博士がご存命中は、ＣＴ、ＭＲＩ、エコー、胃カメラ、大腸カメラなどの最新鋭の医療機器は存在しなかったし、血液でガンを察知できるＡＦＰ（肝臓ガン）、ＣＥＡ（胃腸、肝、肺、乳房のガン）、ＰＳＡ（前立腺ガン）、ＣＡ19-9（すい臓ガン、胆のうガン）、ＣＡ１２５（卵巣ガン）等々の腫瘍マーカーの存在は知られていなかった。

このため吉田富三博士のおっしゃるガンは、症状や転移をして発見される「本物のガン」についての考察である。

しかし現代は、前記の優秀な医療機器や血液による診断技術が発達しているため、幸か不幸か「がんもどき」まで発見できる。その結果、ガンに対する「近藤理論」と「一般医学の理論」とが乖離《かいり》してかみ合わず、お互いに批難する局面が出てくるのであろう。

ひとつの事例をあげてみる。

Ｋ子さん　昭和58（1983）年生まれ　30歳（当時）
病名：子宮頸ガン
経過：医師であるＫさんは、毎年、某有名私立大学病院で、子宮頸ガンの健診を受けていた。異形成（前ガン状態）があるとの指摘もなかった。
平成25（2013）年の検診で、「子宮頸ガン」と診断され、全摘をすすめられた。
「未婚だし、将来子どももほしいので…」と拒否すると、抗ガン剤による治療を強要された。放置すると「生命が危ない」と主治医。しかし、どうしても治療を受ける気になれず、本屋さんで買った拙著を参考にして自宅で人参・リンゴジュースを毎日飲み、1日1食（夕食のみ、玄米食＋みそ汁、納豆、煮もの、小魚…等々の和食）を始め、ゆっくり入浴、ときにサウナ浴…などで体を温める生活を徹底。

するとと、異臭のある帯下が大量に出るようになり、1か月に1回くらい40℃以上の原因不明の発熱が出現、そのうちに体が軽くなっていった。

8か月後に同じ病院で検診を受けたところ、ガン腫が消失していたという。


これまでの経過からして、K子さんの「子宮頸ガン」は「がんもどき」「ウェルチの©か Ⓓのガン」であったと推測される。

ガンにかかってからでは遅すぎる？

50年以上も、「ガンの早期発見、早期予防」が叫ばれ、ガン検診、健康診断なども十二分に実施されながら、ガンは一向に減る気配がない。

古代ギリシャや古代ローマが滅んだ理由については、種々の学者が種々の説を唱えているが、「病気」も大きな要因になった。

BC430年に、アテナイ（アテネ）の人々の4人に1人の生命を奪った疫病は、麻疹、発疹チフス、痘瘡のいずれかと推測される。

症状は舌とのどの「出血」、皮膚に「膿をもった腫物の出現、強烈な悪臭をもつ吐息、発熱」である。先に述べた、自然医学的な病気の原因＝（血液の汚れ）を取《と》り除《のぞ》こうとする反応（発疹、炎症、出血……）であることがわかる。

ＢＣ４３１年からのアテナイとスパルタの戦争により、アテナイ近郊の人々がアテナイに流れ込んできて人口過剰になった。そのため衣・食・住が不衛生になり、血液が汚れてきたことが原因であると自然医学的には考えられる。

古代ローマも西暦２５０年頃から数百年もの間、周期的に起こってくるペストによって、衰退していった。

ペスト（黒死病）は40℃前後の発熱、リンパ節の腫れ、黒紫色の皮膚の斑点、血痰、喀血などの症状をともなうノミを介して起こる感染症である。

１３４８年、ヴェネチア10万、フィレンツェ6万、パリ5万、ロンドン10万……等々をはじめ、ヨーロッパ全土で２５００万人（全人口の25％）ものペストによる死者を出した。

人口が激減したために、農村の荘園経済（農奴制）が崩壊した。また、古典的権威の失墜（疫病を救ってくれなかった神への不信、道徳の崩壊…）が起こり、中世が終結したといっても過言ではない。

この14世紀のペスト、その後16世紀の梅毒、17〜18世紀の疱瘡、発疹チフス、19世紀のコレラ、結核……。

それぞれの時代、社会には、それぞれの病気を産む背景がある。14世紀〜16世紀までの疫病の背景には、戦争や貧困があったろう。19世紀の結核は産業革命のために、人口が都市部に急激に集中し、空気が汚れ、衣・食・住が不衛生になったこと、また過重労働による免疫力の低下が原因であろう。

病気は、戦争の帰趨《きすう》を左右することもある。

ナポレオンのロシア遠征（1812年）は、ナポレオン軍の兵士の3分の2が発疹チフスにかかったのが敗退の原因とされる。

ナイチンゲールが活躍したクリミア戦争でも、発疹チフスは猛威をふるった。

18〜19世紀に、ヨーロッパ人はアメリカ大陸、アフリカ、ポリネシアに相次いで侵入していった。その征服を助けたのは、ヨーロッパ人がもち込んだ疱瘡、麻疹、結核による感染だ。なぜなら原住民が潰滅的打撃を受けたからである。20世紀にはスペインかぜ（インフルエンザ）の大流行で、世界で4000万人の人が死亡し、第1次大戦を終結させる要因となった。

このように疫病、病気は、文明、国、社会を衰亡させたり、潰滅させたり、変革させたりもする。

さて、21世紀の日本。

日本人の健康と生命を奪い、その結果、日本の労働力、国力を衰微させ、経済的破綻の大要因になろうとしているのがガンである。

ガンに関する研究・治療法も格段に進歩したとされるのに、ガン死者数は36万人を超えている。

西洋医学は、ガンの早期発見こそがガン撲滅の最良・最上の方法と確信し、健康診断、人間ドック、ガン検診の向上を推進してきた。ところがガンの罹患率・死亡数も減るどころか、どんどん増加している。

CT、MRI、PETなどの優秀な医療機器で発見できる最小のガンの大きさ（直径＝0・5センチ、1グラム、ガン細胞＝10億個）になるまで約20年間かかる。

よってガンを撲滅させるには、早期発見でも遅すぎる。つまり「ガンにかかってからでは遅すぎる」のである。

ガンにかからない生活習慣、漢方医学的、自然医学的にいうなら、「血液を汚さない」生活習慣を毎日の生活の中で、励行することこそが大切なのである。

血液を汚す習慣、血液をキレイにする習慣

血液を試験管（またはガラス瓶）に入れて立てておくと、だんだんと下に沈んでいくものが有形成分（赤血球、白血球、血小板）である。上層部はきれいに澄んでくるので「血清（漿）」と言われる。

「血液の汚れ」というのは、西洋医学でわかっている尿酸、尿素ちっ素、クレアチニン、乳酸、ピルビン酸……などの老廃物が、血液中に多くなるという他にも、血液中の種々の成分が多すぎたり、少なすぎたりする状態〈図表10〉と解釈してよい。

数日～1週間の（ジュース）断食をすると、舌苔（舌に白～茶の苔のような老廃物が付着）、口臭、尿が濃くなる、発疹が出る、黒い便や濃色の痰が出る、帯下（女性）……等々の排泄現象のオン・パレードになる。よって西洋医学が把握しきれていない老廃物が、体内には数多く存在している可能性もある。

そうした老廃物こそが、血液の汚れの本体かもしれない。

郵便はがき

料金受取人払郵便

牛込局承認

7734

差出有効期間
平成30年 1 月
31日まで
切手はいりません

1 6 2-8 7 9 0

107

東京都新宿区矢来町114番地
神楽坂高橋ビル5F

株式会社ビジネス社

愛読者係 行

ご住所 〒

TEL: ( ) FAX: ( )

フリガナ お名前	年齢	性別 男・女

ご職業	メールアドレスまたはFAX メールまたはFAXによる新刊案内をご希望の方は、ご記入下さい。

お買い上げ日・書店名

年 月 日 市区町村 書店

ご講読ありがとうございました。今後の出版企画の参考に
致したいと存じますので、ぜひご意見をお聞かせください。

書籍名

お買い求めの動機

1　書店で見て　　2　新聞広告（紙名　　　　　　　　　　　　）

3　書評・新刊紹介（掲載紙名　　　　　　　　　　　　）

4　知人・同僚のすすめ　　5　上司、先生のすすめ　　6　その他

本書の装幀（カバー），デザインなどに関するご感想

1　洒落ていた　　2　めだっていた　　3　タイトルがよい

4　まあまあ　　5　よくない　　6　その他(　　　　　　　　　　　　)

本書の定価についてご意見をお聞かせください

1　高い　　2　安い　　3　手ごろ　　4　その他(　　　　　　　　　　　　)

本書についてご意見をお聞かせください

どんな出版をご希望ですか（著者、テーマなど）

図表 10　血液の汚れ

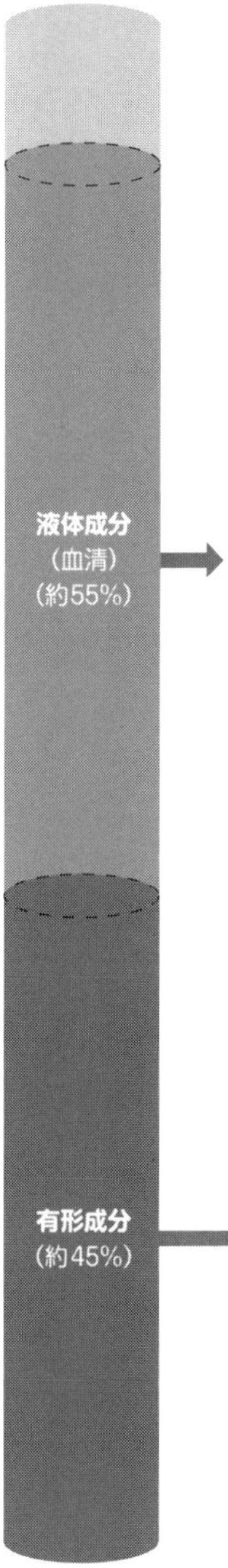

水	（91％）……・血液循環 ・体温調節
有機物	タンパク質（７％）……栄養 免疫 凝固 脂質（１％） コレステロール、中性脂肪など……栄養 糖質（0.1％）……栄養 作用物質 （ビタミン、ホルモン　酵素） ……玄妙な生理作用、代謝 老廃物 （尿酸、尿素ちっ素、クレアチニンなど）
無機質 （ミネラル）	ナトリウム、カリウム カルシウム、ヨード 塩素、マグネシウム ……など ……pH調節 浸透圧調節 細胞の成分 （栄養素）

- 赤血球（400万～500万個／㎣）
 ……………………………………酸素運搬
- 白血球（4000～8000個／㎣）
 ……………………………………・殺菌
 ・老廃物の貪食処理
 ・免疫
- 血小板（15万～35万個／㎣）
 ……………………………………止血

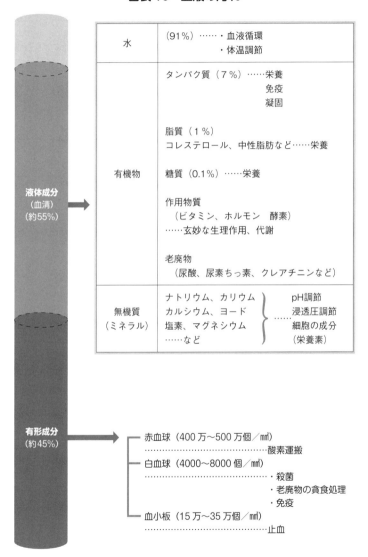

血液を汚す原因

(1) 食べすぎ

血液中の糖、中性脂肪、コレステロール、タンパク質などは必要成分ではあるが、食べすぎると糖尿病、高脂血症、高タンパク血症を惹起して血液を汚し、種々の病気を起こしてくる栄養物質が多くなる。

また食べすぎにより、痛風のモトになる尿酸をはじめ、尿素ちっ素、クレアチニン、乳酸、ピルビン酸、スカトール、インドールなどの老廃物、有害物も増加して、血液を汚す。

(2) 食物の質のまちがい

6000キログラムの体重を誇る象も、6メートル近くの身長を有するキリンも、草しか食べない。牛、バッファロー、ヌー、馬、羊、カバ等々の大型動物は筋骨隆々としているのに、やはり草しか食べない。草食用の平べったい歯しか持ち合わせていないからだ。

対照的にライオンやトラは、血液をアルカリ性にする野菜や果物は一切食べない。尖った肉食用の歯がほとんどを占めているからだ。

図表11　血液の汚れ≒血液成分の多すぎ・少なすぎ

			多すぎ	少なすぎ
液体成分（血漿≒血清）	水		水毒（むくみ、心不全）	脱水
	タンパク質		高タンパク血症	栄養不良
	脂肪		高脂血症 ・動脈硬化 ・血栓症 （心筋梗塞、脳梗塞） ・脂肪肝	栄養不良
	糖		糖尿病	低血糖（頻脈、ふるえ、失神）
	ビタミン	A	けいれん	肺ガン、膀胱ガン、肌荒れ、視力低下、
		D	—	骨歯の脆弱化、くる病
		E	—	不妊、老化、動脈硬化
		K	—	出血
		B_1	—	脚気（多発性神経炎）、むくみ、疲労
		B_2	—	口内炎、肝障害
		C…	下痢、尿路結石	壊血病（出血、感染）
	ミネラル	ナトリウム	むくみ、高血圧	低血圧
		カリウム	心停止	食欲不振
		カルシウム	尿路結石	筋力低下
		ヨード	バセドウ病	骨歯の脆弱化
			—	甲状腺機能低下
		マグネシウム		心臓病、糖尿病
	老廃物	クレアチニン	腎臓病、腎不全	—
		尿素ちっ素	腎臓病、腎不全	—
		尿酸	痛風	—
血球成分		赤血球	多血症→血栓	貧血
		白血球	感染症、白血病	再生不良性貧血
		血小板	血栓症（心筋梗塞、脳梗塞）	出血

草食動物の腸や肝臓の中では、炭水化物（糖類）から脂肪やタンパクを合成している。体が大きいからといって、肉を食べさせようとしても決して食べない。羊の肉や骨の乾燥粉末を飼料に加えて食べさせられた牛が、脳が溶けて狂い死にしていく狂牛病に次々とかかり、社会問題化したのは記憶に新しい。

「草食の牛が肉を食べた」という「食い違い」をしたための悲劇である。

さて、人間の歯は32本、そのうち20本（62・5％）が穀物を食べるための臼歯、8本（25％）が野菜・果物を食べるための門歯、残りの4本（12・5％）が肉・魚・卵などの動物性食品をかみ切るための犬歯である。

つまり、われわれ人間の歯は、草食動物に限りなく近いことがわかる。

人間ともっとも近縁のゴリラは約170センチ、体重200キログラムくらいあるが、竹の皮、芋類、バナナなどの果物しか食べないことを鑑みると、人間も草食動物に近いことが納得できる。

約300万年前にアフリカで、ゴリラからチンパンジーと人間が派生してきたとされる。ずっとアフリカにいた人類は、その一部が約5万年前にジブラルタル海峡を渡ってウラル地方にたどりつく。そこから東進したのがアジア人、北上していったのがヨーロッパ人の祖先だ。

中部ヨーロッパ以北では農耕ができないほど寒いので、狩猟や牧畜をはじめた人類は勢い肉食に偏った食生活にならざるを得なかった。

そのヨーロッパで生まれたのが、肉・卵・牛乳などの高タンパク食こそ健康に一番大切だとする栄養学である。タンパク質＝proteinの「ｐｒｏ」は、「一番」の意味である。

だからあまりに欧米食に偏ると、高脂血症、動脈硬化、肺、大腸、乳、卵巣、子宮体、前立腺、食道などのガン（欧米型ガン）にかかりやすくなる。

「病気」は「健康でない」から発生する。だから高タンパク、高脂肪に偏った食物は、血液を汚して健康を害し病気を発生させやすいと言い換えてよい。

(3)生命のない食物

一般的に言って、白米、白パン、白砂糖などの糖白食品、肉、無精卵、殺菌牛乳などの部分食、非生命食は生命＝新鮮さが失せている。食べる時点ですでに老廃物、有害物が生じており、それらが胃腸を通して血液に入っていくと、血液を汚すことになる。

東大医学部内科の教授や都立駒込病院長を歴任し、文化勲章も受章された二木謙三博士

（1873～1966、93歳）は、小学校に入るのに体が弱くて3年も遅れたほどの病弱だったのに、玄米食で元気になられ、93歳の天寿を全うされた。「生命なき食物は生命の糧にならず」が食物と健康を語る上の信条だったという。

(4)水分の摂りすぎ

日本人の死因の2位と4位が心筋梗塞（約20万人）、脳梗塞（約12万人）という血栓症である。このため「血液をサラサラにする必要がある」として、「こまめに水分を摂るように」とか「1日2リットルの水分を摂取するように」などという指導がはじまって、もう20年くらいになるのだろうか。

しかしその間に、こうした血栓症は一向に減る気配はなく、むしろ着実に増加している。摂った水分は胃腸から血液中に吸収されるが、血液中の水分は常に一定に保たれている（恒常性）。だから多すぎる水分は、すぐに腎臓から尿として排泄される。しかし血栓の材料（原因）であるコレステロール、脂肪、フィブリン（タンパク質）、赤血球、血小板などは尿と一緒に排泄されることはない。このため水をいくら飲んでも、血液はサラサラになることはないのである。

雨にぬれると体が冷えるように、飲みたくもない水分を摂りすぎると、体が冷える。宇宙の物体は冷えると硬くなる。水を冷やすと「氷」に、食物を冷凍庫に入れると「硬くなる」ように。

血栓症は冬と夏に多発する。冬は寒いからであるし、夏は冷房による体の冷えが原因であろう。西洋の医学者は夏は発汗が多く、体内、血液内に水分が不足するから……と主張するが……。50年前の日本には冷房はほとんどなく、夏は誰しも大量の発汗をしていた。それにもかかわらず脳梗塞、心筋梗塞を起こす人は皆無に近かったことからも、今、述べてきたことに納得されるはずだ。

さて、「水分の摂りすぎ」は体を冷やす。つまり体温が低下するため、糖、脂肪、尿酸、乳酸等々の余剰物、老廃物の燃焼、排泄が妨げられ、血液を汚すのである。

(5)運動不足

人間の体重の半分近くを占め、体温の40%以上を産生する筋肉の動き（運動・労働）が不足すると体温が低下し、血液中の糖・脂肪、タンパク質などの栄養過剰物や尿酸、乳酸、ピリビン酸…等々の老廃物の燃焼や排泄（排尿、発汗）が阻害されて、血液が汚れる。

⑹ストレス

心身に負担（ストレス）がかかると、それをはねのけるため副腎からアドレナリンやコーチゾールなどのホルモンが分泌されて血管が収縮し、血圧が上昇したり、血糖値が高くなり、戦闘態勢ができ上がる。動物にとってのストレスとは敵と戦うことであったので、こういう反応があるのだろう。

われわれ人間にとって、このストレスが長く続くと、血管が収縮して血行が悪くなり、体温が下がってしまう。そして血液中に糖、コレステロール、中性脂肪、尿酸、赤血球、フィブリン（血液凝固を促すタンパク質）などが増加して血液が汚れ、高血圧、血栓症（脳梗塞、心筋梗塞）の要因になる。

なおコーチゾールは、白血球のリンパ球を溶解して免疫力を低下させ、ありとあらゆる病気を起こしやすくする。

(7)冷え＝体温低下

「冷え」は血管を縮めて血行を悪くし、血液内の脂肪、糖、老廃物の燃焼、排泄を妨げて血液を汚す。体温の低下、運動不足、ストレスは「冷え」をもたらす。

西洋医学では、「冷え」と「病気の発生」に深い関係があるとは考えていないようだが、昭和32（1957）年に、36・9℃あったとされる日本人の脇の下の平均体温が今や36・0℃に満たないほど低下した。このことがガンをはじめ、日本人を悩ましているありとあらゆる病気の下地になっている、といっても過言ではない。

約2000年前に書かれた漢方医学の原典の1つ「傷寒論」は、文字通り「寒さに傷《やぶ》られた病気を論ずる」という意味が込められている。

「傷寒論」で最初に出てくる薬が桂枝（ニッキ＝シナモン）、芍薬の根、大棗（ナツメの実）、生姜など体を温める生薬でできている「桂枝湯」（汗かきで体力のない人用の風邪薬）だ。「桂枝湯」に、体を温めて発汗を促す作用のある葛根（クズの根）と麻黄を加えたのが「葛根湯《かっこんとう》」（汗をあまりかかない人用の風邪薬）である。

江戸時代にどんな病気にも葛根湯を処方する医者がいた。それで結構、病気が治るので、「葛根湯医者」という仇名をつけられ、大繁盛であったと落語に出てくる。

葛根湯は体を温める作用が強力で、服用後、20分もすると発汗が始まり、風邪の引きはじめなど、スーッと風邪が抜けていくことが多いものだ。また、なんとなく体が重い、気分も冴えないなどという時も葛根湯を熱い湯、緑茶、紅茶などで服用すると、ホンワカとした気分になるものだ。

発汗が始まる頃には体温が約1℃上昇しており、免疫力は一時的にせよ5～6倍になるとされている。

逆に体温が1℃低下すると、免疫力は約30％減衰する。

「病は冷えから」と言ってよい。

(8)その他

工場から出る煤煙、車の排気ガス、ゴミ焼却炉からのダイオキシン…等々の大気汚染物質の吸収（肺→血液）、水道水中の塩素化合物、食物中の残留農薬、食品添加物、化学薬品（胃腸→血液）…等々、われわれの呼吸器や消化器を通して、体（血液）に入ってくる有害物は血液を汚す。

血液を浄化する7つの方法

こうした「血液を汚す」習慣の反対のことを日々、実践すると血液が浄化され、健康を保ち、病気を防ぐことができる。

(1)よくよくかんで腹八分以下を心がける

(2)人間の歯の形に合った穀・菜食中心の食物を摂る

アメリカ人にガン、脳梗塞、心筋梗塞、糖尿病、肥満に悩む人があまりに多いということで1968年、米国上院に「栄養改善委員会」が設けられた。そこでは米国の医学者による食生活や病気の発生に関する研究（主にそれまで発表された膨大な数の研究論文の解析）が行われた。

1977年に出された結論として、

①1日のエネルギー摂取の55～60％を炭水化物にすること
②1日のエネルギー摂取の30％まで、脂肪摂取を減らすこと
③飽和脂肪酸（肉・卵・バターなどの動物性脂肪）と不飽和脂肪酸（魚、植物油など）の

比を同等にすること
④コレステロールの摂取を1日300ミリグラムまでに減らすこと
⑤砂糖の摂取量を15%までに減らすこと
⑥塩の摂取量を1日3グラムまでに減らすこと

としている。

そして具体的には、

くだもの、**野菜**、**未糖白の穀物**（**玄米**、**黒パン**、**トウモロコシ**）、**トリ肉**、**魚**、**スキムミルク**、**植物油**の摂取を増やし、牛乳、肉、卵、バター、砂糖・塩・脂肪の多い食物の摂取を減らすことによって、この目標は達成されねばならないとしている。

結局、日本食こそが世界一の健康食だということになったのだ。そこで和食レストラン、天ぷら屋、寿司屋等々がアメリカ各地に作られ、アメリカ人も少しずつ和食を食べる人が多くなっていった。今ではかなり多くの人が、毎日ではないにしても、米、芋、納豆、豆腐、魚、魚介類、海藻などを口にするようになっている。

その結果、34年後の2011年には、アメリカ人の断トツ1位の心筋梗塞による死亡数が58％も減少し、G8の国々では今でも増加中のガンによる死亡数が17％も減った。

(3)生命のある、新鮮な食物を食べる

玄米、豆類、芋類、ゴマ類等々、植えると芽を出す生命をもつ食べ物、野菜や果物など生きている食物、エビ、カニ、イカ、タコ、貝…など、水揚げされてもかなりの間生きている生命力のある食物をしっかり食べるとよい。「生命」とはタンパク、脂肪、糖、ビタミン、ミネラル等々の五大栄養素をはじめ、種々の酵素、免疫物質が完全にバランスがとれた形で存在している状態をいうのだから。

(4)水分は飲みたい時だけに飲む

人間には動物としての本能が備わっており、体内、血液内に水分が不足した場合は、口渇（水分を欲しいというサイン）が生じる。

数日間飲食ができないとか、長時間水なしで歩き（走り）続けたとか、高熱が数日続い

たとか嘔吐《おうと》と下痢をくり返したとか、よほどの事態が発生しない限り、「脱水」などという危急事態は発生しない。

脱水の時は口唇はカラカラに乾燥し、皮膚はシワだらけになる。第一、小便がほとんど出なくなる。

それでも「水分は摂らないと心配だ」という人は、紅茶を愛飲されるとよい。

紅茶は体を温める作用と、体内の余分な水分（水毒）を排泄する利尿作用が強力だ。

(5)ウォーキングはじめ、継続的にできるテニス、ハイキング、水泳などの運動を励行する

寒さ、暑さ、それに時間がないなどの理由で外での運動ができない時は、「かべ腕立て伏せ」「ももあげ運動」「スクワット」「かかとあげ運動」等々を10回を1セットにして3〜4セットやるとよい。

「一本足で交互に1分間立つ（フラミンゴ運動）は、約50分、歩くのと同じ効果がある」「貧乏ゆすりを3分やると20分歩いたのと同じ効果が得られる」などの研究もある。「両手を開いたり結んだりするグーパー運動を10回を1セットにして、毎日数回やると、血圧が下がる」という実験もある。

さまざまな運動の方法

壁に向かっての腕立て伏せ

壁の前に直立して立ち、両腕を伸ばして両手を壁につける。その姿勢で腕立て伏せを行う。大胸筋、背筋、僧帽筋、三角筋、上腕筋など、すべての上半身の筋肉が鍛えられる。

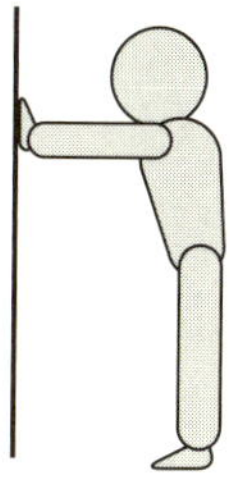

ももあげ運動

スクワットで、下肢・腰が痛む人は、もも上げ運動で代用してもよい。両足をそろえて直立した姿勢から、両太ももを交互に太ももが床と平行になるまで上げる運動である。体が安定しない人は、片手を軽く壁やテーブルにふれて体を支えるとよい。

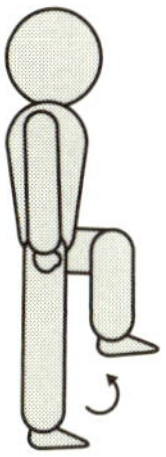

スクワット

❶両足を肩幅よりやや広く開いて立ち、両手は頭の後ろで組む。
❷胸をはり、姿勢をまっすぐに保ち、お尻を後ろにつき出すようにして、息を吸いこみながらしゃがみこむ。
❸太ももと床が平行（ひざが直角）になるところまでしゃがみこみ、息を吐きながら立ち上がり、元の姿勢に戻る。

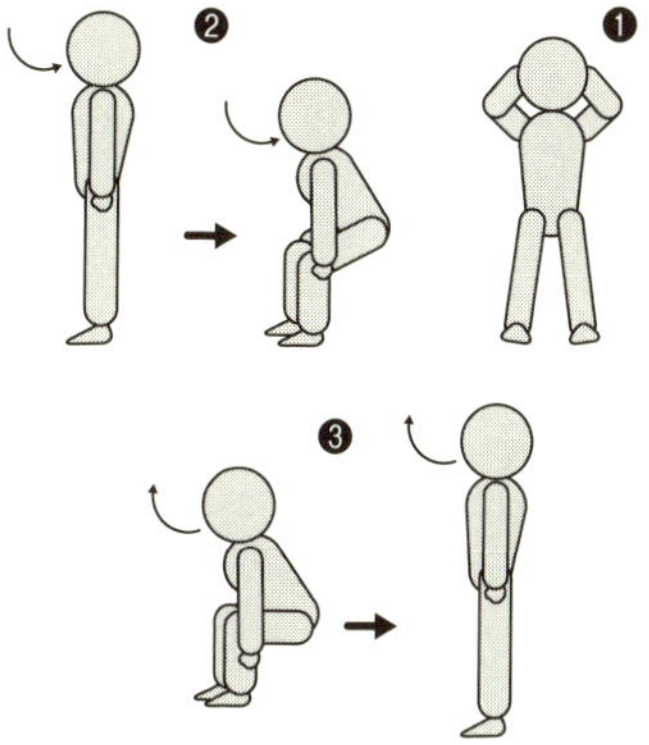

とにかく体重の40％を占める人体最大の器官＝筋肉を十二分に動かすことは、健康にとってきわめて大切だ。

①筋肉を動かすと体温上昇＝免疫力アップが期待できる。

②筋肉を動かすと筋肉内を走っている血管が収縮・拡張をする（milking《ミルキング》 action《アクション》＝乳しぼり効果）ので心臓、血管の働きが助けられ、心臓病、血管病（心筋梗塞、脳梗塞、静脈瘤）の予防改善につながる。

③筋肉運動で脳の記憶中枢（海馬）の血流がよくなり、記憶力増強、ボケ予防につながる。

④筋肉を動かすと、筋肉細胞内の「GLUT《グルット》‐4」が血糖を筋肉内に強力に吸い込んで消費するので、糖尿病の予防、改善になる。

⑤筋肉運動は骨の血流をよくして、骨を強化し骨粗しょう症の予防・改善になる。

⑥筋肉細胞内から男性ホルモンのテストステロン（女性にも存在）の産生分泌を促し、気持ちを強くし、うつを改善する。

(6)ストレスを改善するには

心身に負担がかかる（ストレス）と、自律神経の交感神経（戦うための緊張の神経）が過度に働き、副腎からのアドレナリンやコーチゾールの分泌を促し、血圧や血糖の上昇をもたらす。またリンパ球を減少させ、免疫力を落とし、ありとあらゆる病気の下地を作る。

このストレスを取り払うには、リラックスの、夜の神経といわれる副交感神経の働きをよくすることが肝要である。

それには、

①気持ちよいと感じる程度のウォーキング、テニス、ハイキング、水泳…などの運動を行う

②38～40℃くらいの、ぬるめのお湯につかる

③音楽、絵画などの鑑賞、またカラオケ等々、好きな趣味に没頭する

④好きなものを食べる（胃腸が動くと、副交感神経の働きがよくなる）

しかし急なストレスが発生した場合、①～④など悠長なことはすぐにはできないということもあるだろう。その時は、呼吸法を行うことだ。

1回が4～5秒で行われる「呼吸」であるが、

吸気……吸う時には交感神経が優位に働く

呼気……吐く時には副交感神経が優位に働く

ので、「ストレス」を感じた時は、

「6～7秒でゆっくりと吐き」

「3～4秒でゆっくりと吸う」

という副交感神経を優位に働かせる呼吸法を、時間がある限り続けるとよい。

ヨガでもアーユルヴェーダでも、「呼吸法」においては、吐く時間が吸う時間の2倍程度であるのも、長い間の経験から精神を落ちつかせる呼吸法がかもし出されたのであろう。

(7)「冷え」を改善するには

(A)体の外から温める

①入浴・温泉サウナ、岩盤浴……本人がやってみて、気持ちのよい入浴を励行する。
②軽くてうすい衣服の重ね着……衣服間に空気の層ができて保温力増強。
③ハラマキの常時着用……胃腸、肝臓、すい臓、腎臓、子宮、卵巣などが詰まっているお腹を温めると、それぞれの臓器の代謝が上がって体温が上がる。

④5本指くつ下、スパッツ……筋肉の70%が存在する下半身を温めると効率よく体温が上がる。
⑤寒い時は、マスク、マフラー、手袋を着用する。
それぞれ、衣服1枚分の効果がある。

(B)体の内から温めるために

①筋肉運動・労働を励行する。
体温の40%は筋肉で産生されるので、ウォーキングはじめ筋肉運動を毎日できるだけ励行する。

家事、労働も積極的に行う。
②体を温める食物を積極的にとる。
西洋医学・栄養学では、食物の価値は五大栄養素（タンパク、脂肪、糖、ビタミン、ミネラル）と含有カロリーによって判断される。

食べると「体を温める」「体を冷やす」食物などという概念はない。

しかし2000年以上の歴史をもつ漢方医学では、「冷え性の人には、体を温める食物」

「暑がり＝熱症の人には、体を冷やす食物」を与えて、体を中庸にして健康を増進し、病気を治す方法がとられてきた。

日本人の体温がこの50～60年で約1℃低下したのは運動不足に加え、体を冷やす食物の摂りすぎも大いに関係している。

体を冷やす食物……南方産、水分が多く柔らかい、酸っぱい、甘い

体を温める食物……北方産、水分が少なく固い、塩辛い

等々の特徴がある。

しかし、端的に言うと、

体を冷やす食物の外観＝青・白・緑

体を温める食物の外観＝赤・黒・橙

で、ほとんどが判断できる。

よって「冷え」を改善するには、体を冷やす食物は控え目にして、体を温める食物を積極的に食べる必要がある。

図表12　体を冷やす食べ物、温める食べ物

体を冷やす食べ物（青・白・緑）	体を温める食べ物（赤・黒・橙）
うどん	そば
白米、白パン	玄米、黒パン
大豆、豆腐、豆乳	納豆、小豆
洋菓子（クリーム類）	和菓子（アンコ類）
白砂糖	黒砂糖、ハチミツ
葉菜（サラダ）	根菜、漬もの、煮もの
南方産フルーツ バナナ パイナップル ミカン メロン マンゴー	北方産フルーツ リンゴ、サクランボ ブドウ、プルーン イチゴ
白身＝脂身の肉、魚	赤身の肉、魚、塩ジャケ 魚介類（エビ、カニ、イカ、タコ、貝、牡蠣）
緑茶	紅茶、ウーロン茶、番茶、ハーブ・ティ
白ワイン、ビール	赤ワイン、黒ビール
ウイスキーや焼酎の 水（氷）割り	同左の湯割り　日本酒、梅酒、紹興酒

ただし、外観が赤〜黒でも、トマト（南米産）、カレー（インド産）、コーヒー（エチオピア産）など熱帯産の食物は体を冷やす。体を冷やす食物に、熱、塩を加えたり、発酵させると、体を温める食物に変化する。

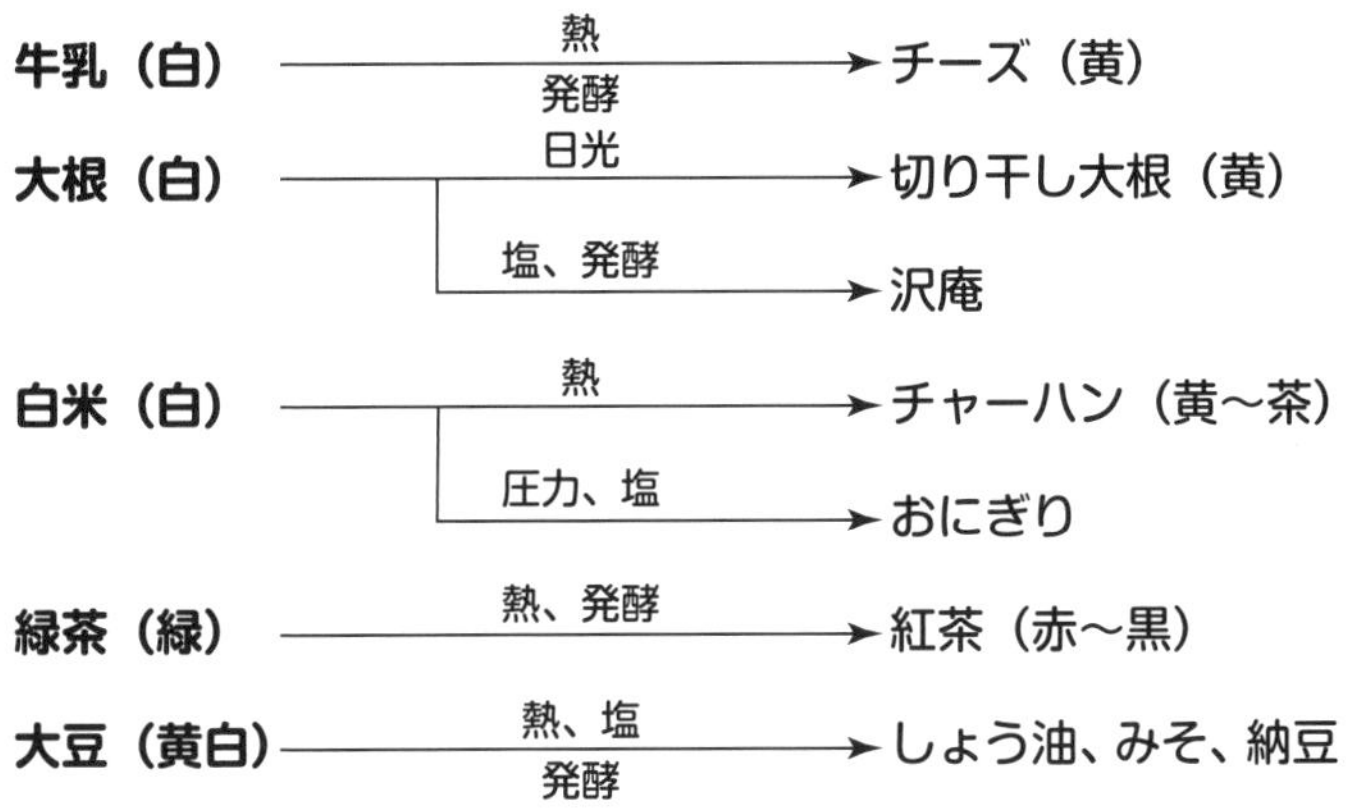

断食と体を温めること

われわれ人間も動物も、ある程度以上の病気にかかると、「食欲不振」と「発熱」が生じる。

「生命」とともに備わっている治癒力の原動力は、この2つということになる。

今後、いかに医学が発達しようとも、医学が生命体を創り出せない限り、「食欲不振＝食べないこと＝空腹＝断食」と「体を温めること」＝「発熱」を凌駕する治療法はあり得べくもない。

空腹の時は、血液中の栄養素（糖、脂肪、タンパク質、ビタミン、ミネラル）も不足するので、血液中を泳いでいる白血球も空腹状態にある。

そのため外から入ってくる病原菌やアレルゲン、体内で発生する老廃物やガン細胞を貪食・処理する力が強くなる。つまり、免疫力が上がるのである。

体温が1℃上昇しただけで、一時的に免疫力（白血球の力）は5～6倍になるとされている。

これまで「血液を汚す原因」と、「血液をキレイにする方法」を縷々《るる》述べてきたが、究極的にいえば、血液を汚す二大原因は「食べすぎ」と「冷え」ということになる。

それは病気を治す原動力が「食欲不振＝断食」と「発熱」であることを考えれば、容易に想像がつく。

第3章

糖尿病と不妊症が意味するもの

2000万人の糖尿病患者

終戦（1945年）前後、日本に数百人しかいなかったとされる糖尿病患者は糖尿病予備軍も含め、2000万人以上も存在する。

平成24（2012）年の国民健康・栄養調査では、糖尿病が強く疑われる人（HbA1C＝6・1％以上または現在、糖尿病の治療を受けている人）…約950万人。糖尿病の可能性が否定できない人（HbA1c＝5・6－6・1％）…約1100万人。合わせて約2050万人の人が「糖尿病」と推定されている。

（※HbA1c【ヘモグロビン、エー・ワン・シー】＝グリコヘモグロビン〔基準値4・0－6・0％〕）

グリコヘモグロビンは赤血球の中のヘモグロビンの一種で、血液中のブドウ糖（血糖）と徐々に結合していく。つまり赤血球の寿命（約120日）と同じだけ血液中に存在するので、HbA1cをみると、過去3か月くらいの平均血糖値がわかる。

空腹時血糖値は、前日の生活状態（過食・運動不足や、逆に少食、十分な運動）によって、その値が大きく上下する。このため糖尿病であるか、ないか、または糖尿病の重症度をチェックするためには、HbA1cの数値がきわめて重要になってくる。

糖尿病の診断

人体を構成する60兆個の細胞の活動源は、ほぼ100パーセントが血液中の糖分＝血糖に依存している。

糖や炭水化物（ゴハンやパン、芋などの多糖類）は、胃腸で消化されて単糖類のブドウ糖として、血液に吸収されていく。

この血糖を60兆個の細胞に送り込むポンプのような働きをしているのが、すい臓のβ細胞で産生分泌される「インスリン」である。

長年にわたる「食べすぎ」や「運動不足」が続くと、血液中の糖分（血糖＝正常値60～110㎎／dL）が恒常的に高値（高血糖）になる。

「糖尿病」の診断は、以下のような規準でなされる。

「空腹時血糖」値＝110㎎／dL

「食後2時間の血糖」値＝140㎎／dL　未満

なら、「正常型」である。

「糖尿病」の診断は、

①空腹時血糖＝126㎎／dL以上

または

②75gOGTT（75g経口ブドウ糖負荷試験の2時間値＝200㎎／dL以上

または

③随時血糖値（食事時間とは関係なく測定した血糖値）＝200㎎／dL以上

＋

HbA1c＝6・5％以上

で診断される。

しかし、食事により変動しない過去2～3か月の血糖の平均の指標＝「HbA1c」の値だけで、判断されることも少なくない。「糖尿病型」でも「正常型」でもない血糖値は、「境界型」（いわゆる「糖尿病予備軍」）である。

糖尿病の種類

糖尿病には、次の2つのタイプがある。

Ⅰ型糖尿病：インスリンを合成するすい臓のβ細胞が破壊され、インスリンが作られないために起こる。子どもや若年者に多い。

Ⅱ型糖尿病：食べすぎにより血糖が頻繁に上昇すると、その都度β細胞から多量のインスリンが分泌されるので、やがてインスリンも枯渇してくる。またβ細胞も疲弊して、インスリンの産生分泌が低下する。さらにインスリンの働き（細胞へ送り込むポンプの力）も悪くなって、血液中の糖分を細胞内にスムーズに送り込めないと、血液中に残り、血糖が恒常的に上昇してくる。

Ⅱ型糖尿病は中高年に主に発症するが、とくに「メタボリックシンドローム」が存在すると、発症しやすくなる。

高血糖～糖尿病の症状

糖尿病、またはその前段階の高血糖状態で次のような症状が発現してくる。

(1) 口渇、多飲

高血糖をうすめるために、たくさんの水を飲む必要がある。そのために口渇（のどの乾き）が起こる。

(2) 多尿、尿糖の出現

余分に飲んだ水分とともに、血糖を尿から捨てようとするので、尿の回数が多くなる。便器に捨てられた糖を含んだ尿（尿糖）にアリなどの昆虫が集まることで、昔は家人から〝糖尿病〟を指摘される人が多かった。

(3) 感染症にかかりやすくなる

糖は細菌の好餌であるので、細菌が増殖しやすくなり、肺炎、結核、皮膚炎などの感染症にかかりやすくなる。

また、血糖の上昇は白血球の力（免疫力）を低下させる。

(4)易疲労、全身倦怠感

血液中の糖はあり余っているのにインスリン不足のため、人体60兆個の細胞に糖が十分に送り込まれない。このため細胞は活動源が不足し、その働きが低下する。60兆個の細胞の総和である人体も、活動力が落ち、疲労、倦怠感が強くなる。

(5)体重減少

活動源の糖分が細胞に十分に利用されず、尿糖として排泄されていくと、体内の中性脂肪やタンパク質がエネルギー源となり消費されていく。これで食べても食べてもやせてくる、という現象が起きる。

(6)余分な糖はタンパク質と結合してＡＧＥｓとなり、血管壁を傷害する

①　細小血管を傷害する細小血管症――糖尿病の三大合併症（三徴）

AGEsについて（終末糖化産物）について

糖とタンパク質が一緒に加熱された時に生ずるAGEsは60兆個の細胞を傷つけ、コラーゲン（皮膚、骨、腱および結合組織に含まれる繊維の主成分）を破壊して、種々の臓器の老化を促進する。

たとえば

1. **血管壁の脆弱化**……出血や血栓
2. **皮膚の損傷**……シミ、シワ、タルミ
3. **骨・関節へのダメージ**……腰痛、膝痛
4. **脳細胞の老化**……アルツハイマー病、パーキンソン病
5. **腎臓の細胞の老化**……腎不全
6. **水晶体の変化**……白内障

などを誘発する

イ　糖尿病性網膜症

目の網膜の血管が傷害されて、目のかすみ、視力低下が発症する。進行すると失明する。

ロ　糖尿病性腎症

高血糖状態が長期間続くと、タンパク尿やむくみ、血圧上昇が出現する。この時は腎臓の糸球体に異常物質が沈着するなどして、腎機能が障害されている。これが悪化すると、腎不全、尿毒症に進展していく。透析導入の第1位の疾患が糖尿病性腎症である。

ハ　糖尿病性神経症

糖尿病の代謝異常が長時間続いた結果起こる神経障害で、触覚、痛覚、温覚の低下、異常感覚（シビレ、痛み、ホテリ）、尿失禁、インポテンツ……などの症状が出てくる。下肢の感覚が麻痺すると、傷ができても気づかず、潰瘍や壊疽を起こして、下肢の切断を余儀なくされることもある。

② 大血管が傷害される大血管症

糖尿病は、動脈硬化も促進するので、

イ 脳卒中、心筋梗塞などに罹患しやすくなる。心筋梗塞を起こしても、胸痛を自覚せず、手遅れになることもある。

ロ 末梢動脈の硬化を促進する。下肢の血流が悪くなり、間欠性跛行、潰瘍、壊疽を起こしやすくなる。

西洋医学での糖尿病の治療について

(1)食事

食事療法が糖尿病治療の根本である。それは「1日の摂取カロリーを必要最小限にすること」「糖、タンパク、脂肪、ビタミン、ミネラルなどのバランスがとれ、1日の最低必要量を満たしていること」の2つの条件を満たし、かつ、変化に富んだ食事がとれるようにする〝糖尿病治療のための食品交換表〟が普及している。

最大公約数的なやり方として、

①適正なカロリー摂取量をとる

標準体重　×　25〜30（キロカロリー）……軽い運動量
　　　　　　　30〜35（キロカロリー）……ふつうの運動量
　　　　　　　35〜40（キロカロリー）……重い運動量

〈標準体重（kg）＝身長（m）×身長（m）×22〉

たとえば、

身長　　　　標準体重（kg）

150cm　＝　49・5kg
160cm　＝　56・3kg
170cm　＝　63・6kg

となる。

②バランスよく食べる

③1日3食きちんと食べる

④アルコール、甘いものは控えめに

などだ。

その他、食事を作ったり、食べる時に工夫する点として、

⑤減塩

塩の効いた食事は美味しく食べすぎる傾向があるので、調味料は塩、しょう油、みそをやめて、酢、レモン、ゆず……などにする。

⑥肉の脂は除く

肉は、「煮る」「蒸す」「網で焼く」などして、高カロリーの「脂」を除去した後に、食べる。

⑦食物繊維を1日20グラム以上摂る

食物繊維（海藻、豆類、こんにゃく、竹の子に多く含まれる）は満腹感をもたらす上に、糖分の腸から血液への吸収を阻害してくれる。

(2)運動

ウォーキング、ハイキング、テニス、水泳、スクワット、ストレッチ等々で筋肉を動かすことで、筋肉が血糖を消費してくれる。筋肉は、血糖の最大消費器官である。その上、運動することによって、筋肉細胞内の「GLUT-4」という物質が筋肉への血糖の取り込みを促進してくれるので、血糖を下げてくれる。

あまつさえ、インスリンの働きをよくしてくれる(インスリン感受性の低下を改善)ので、筋肉細胞での血糖の消費が高まる。

日頃、運動する習慣のない人は食事をして1~2時間後に20分~30分、少し汗ばむ程度の運動(ウォーキング他)から始めるとよい。

(3)薬物による治療

高血糖による合併症(117ページ)を防ぐことが最大の目的である。

食事療法や運動療法だけでは、血糖のコントロールがうまくいかない時に、並行して内服薬(経口薬)や、インスリン注射による治療を行う。

①糖尿病治療の経口薬

①すい臓のβ細胞を刺激して、インスリンの分泌を促す。

ＳＵ（スルホニル尿素）薬、ＤＰＰ‐4阻害薬、ＧＬＰ‐1受容体作動薬など

②食後の、腸から血液への糖の吸収スピードをゆっくりさせ、食後の高血糖を改善する。

α‐ゴルコシダーゼ阻害薬など

③肝臓でのブドウ糖の生合成（糖新生）を抑制する。

ＢＧ（ビグアナイド）薬

④「インスリン抵抗性」を改善する薬

など、作用機序の異なる薬を1種類ないし数種類組み合わせる。

②インスリン療法

インスリン注射薬は、作用持続時間の違いにより「超速効型」「速効型」「混合型」「中間型」「持効型」がある。

すい臓からのインスリン分泌は、「1日中、ほぼ一定量が分泌される〝基礎分泌〟」と「食

後の血糖値の上昇に応じて分泌される〝追加分泌〟」の2通りがある。

「Ⅱ型糖尿病」ははじめは「追加分泌」が障害されるが、病状が進行すると「基礎分泌」も障害されてくる。

このため患者さんのインスリン分泌の状態を見極めた上で、上記のインスリン注射薬を、単独から複数組み合わせて使用する。

以上が、西洋医学の糖尿病に対する見解、対処法である。

不妊症で悩む人が増えている

「妊娠を希望し、1年間性生活を行っているのに、妊娠できない」不妊症に悩むカップルは、6組に1組にもなるという。現在、数十万カップルが不妊治療を受けている由。

2012年の厚生労働省のデータによると、「27人に1人」が不妊治療の末に誕生したベビーである。

女性側

〈1〉月経異常

(1)月経周期の異常

月経の間隔が異常に長い（40日以上）場合や極端に短い（20日以内）……排卵がないことが多い

(2)月経量・期間の異常

①月経量が極端に多いか、数か月続く……子宮筋腫（受精卵の着床面積縮少）
②月経量が極端に少ないか、月経期間が短い（2日以内）……排卵してないことが多い
③月経時の異常症状　強い痛み、下痢等々……子宮内膜症など

(3)子宮筋腫、子宮内膜症によるチョコレートのう胞

子宮内膜症の場合、妊娠の確率は10分の1に。

(4) 性感染症

クラミジア、淋菌などの感染症で、卵管に異常をきたす。

男性側

……不妊症の半分の原因は男性側。

〈1〉 EDによる勃起不全や射精障害

〈2〉 造精機能障害——精子が作れない

おたふく風邪やこう丸炎が原因のことも少なくないが、「精索静脈瘤」が原因となることが一番多い。

これは精巣の周辺に静脈瘤ができ、血流障害を起こして、造精機能が落ちる。

診断

①陰のうの大きさに左右差がある
②精巣の大きさに左右差がある
③陰のうがいつも垂れ下がっているか、片方だけ垂れ下がっている
④陰のうの表面がデコボコしている

治療

逆流静脈を専用の糸で縛る結紮《けっさく》術

〈3〉精子の通り道に問題（精路通過障害）

精巣で作られた精子が運ばれる精管が詰まっているか欠損している（精液に精子がいない＝無精子症）。

原因は、前立腺炎による精路通過障害や小児期の停留こう丸やヘルニアの手術などによる。

〈4〉糖尿病

勃起障害、射精障害を起こし、ひどくなると造精障害も起こる。

不妊症の治療

「不妊症」は男性側、女性側の不妊の原因と考えられるものを勘案、検査した上で以下の手順で行われることが一般的だ。

〈1〉タイミング法

排卵日を基礎体温計で把握して、その日に、性生活を行う。

もし、排卵がないと判断される場合、「排卵誘発剤」が処方される。

〈2〉人工授精

タイミング法を何回行っても妊娠ができない場合や、精子に不妊の原因がある、と考えられる場合、人の手を介して、男性の精液を女性の子宮内に注入する。

〈3〉体外受精

何回か、人工授精を行っても妊娠しない場合や、「精子の異常」や「卵管の閉塞」がある場合、体の外で、精子と卵子を受精させ、その受精卵を子宮内に注入する。

〈4〉顕微受精

体外受精でも妊娠しない場合や、強度の精子の異常（奇形多い、運動性不良）がある場合、ガラス管を使って、精子を卵子に注入して受精させ、子宮内に戻す。

「体外受精」の一種でもある。

２０１２年の統計では、〈３〉〈４〉による「体外受精」は、32万６０００件行われ、３万７９５３人のベビーが誕生したという。

男性は、精液を出して病院へ提出するだけで済むが、女性にとっては多大な苦痛をともなうことが少なくない。

排卵誘発剤の副作用として、「激しい痛み」があるし、また、ホルモンのバランスが崩れて、感情に起伏（イライラやうつ）が生ずることも少なくない。

検査の結果、「不妊」の原因が「女性側にない」からといって、「男性側にある」ともいえず、逆に「男性側にない」からといって、「女性側にある」ともいえないことも少なくないようだ。

たとえ不妊の原因とされている異常が見つかっても、それが本当の原因であると特定できる確証はない。

つまり、不妊の原因は「わからない」というのが、専門家の見解、結論のようだ。

第4章

ガン、糖尿病、不妊が暗示する人類滅亡

人類滅亡のリスク

有名なシンク・タンクであるニッセイ基礎研究所の安井義浩主任研究員が出した「人類滅亡、12のシナリオ―オックスフォード大学等の公表したレポートより」は、イギリスのオックスフォード大学やスウェーデンのグローバルチャレンジ財団などが研究発表した論文の要約である。

図表13の「その他の全く未知の可能性」の中には、

①人工ブラックホールが開発され、地球を飲みこむ
②誰かが地球外生命（ET）にコンタクトし、危険な異星人（エイリアン）の注意を呼び寄せる
③動物実験により、人類を超える知能をもつ生物の出現
④人類を不妊にする超汚染物質の開発

などがあげられている。

しかし、こうした科学的に言って確率が高くない「リスク」より、もっと身近な現象―

図表13　人類滅亡、12のリスク

1. **極端な気候変化**（飢餓、社会崩壊による移民増加）
2. **核戦争**（突発的なものを含む可能性）
3. **世界規模のパンデミック**（人の往来の激しさ、速さ）
4. **生態系の崩壊**（生物種の絶滅）
5. **国際的なシステムの崩壊**（経済危機や貧富の拡大）
6. **巨大隕石の衝突**（寒冷化や生態系の破壊）
7. **大規模な火山噴火**（日光遮断、寒冷化）
8. **合成生物学**（人工的な病原体の生成）
9. **ナノテクノロジー**（ナノテクによる小型核兵器を開発）
10. **人工知能**（制御不能になるロボットの出現）
11. **その他の全く未知の可能性**
12. **政治の失敗による国際的影響**

と私は考えている。

——つまりガン死、糖尿病、不妊の増加——こそが人類滅亡の最大のリスクをはらんでいる

鍵を握るマクロファージ

マクロファージは、先にも述べたように30億年前に海水の中に最初に誕生したアメーバ様の単細胞生物が分化せずにそのままの姿を保ち、血液という海（血潮）の中を泳ぎ回っている、白血球の一種と考えられる。すなわち始原生命そのものであり、生命が危急存亡の事態に陥ると、人体のすべての細胞はマクロファージに先祖返りしようとする。ようするにガン細胞は、まさにマクロファージに「先祖返り」しようとしている姿である。

マクロファージで産生分泌されるTNFというサイトカイン（免疫細胞をはじめ人体の種々の細胞から産生される生理活性物質）の働きを鑑みると、マクロファージが健康、生命、死…などの根元的な「生命の事象」に深くかかわっていることが推測できる。なぜなら、あらゆる「生命体」の元の細胞であるのだから。

TNFの働きをまとめると、

1. 食欲の調節
2. 睡眠の調節
3. リンパ球（白血球の一種）などの免疫細胞の刺激
4. 抗菌（病原菌やウイルスをやっつける）
5. 炎症や発熱などの生体防御システムのコントロール
6. 傷の修復
7. 痛みの調節

など、われわれ人間を含む生命体の根元的な生命・健康を守る作用を司っているといえる。

食べすぎが引き起こす病気の数々

われわれ人類の300万年の歴史は、ある面で飢餓の歴史であった。洪水、火山の爆発、日照りによる干ばつ、気候の異変（寒すぎ、暑すぎ）などによる作物や収穫物、獲物の不足により、ほぼ1年中、空腹で過ごしてきたといえよう。

このため人体は空腹には慣れているから空腹の時に、健康を保つ術《すべ》を熟知している。空腹になり、血糖が下がり、フラフラしてくる時に、血糖を上げるホルモンは、アドレナリン、ノルアドレナリン、グルカゴン、サイロキシン、成長ホルモン……等々10種類くらい存在している。

しかし、食べすぎにより血糖が上昇（高血糖→糖尿病）した時に、血糖を下げるホルモンは、インスリン1つしか存在しない。このことからも人類の歴史＝空腹の歴史ということが首肯できる。

ようするに「食べすぎ」の時に人体は対処の仕方がわからず、高血糖（糖尿病）、高脂血症、脂肪肝、痛風、動脈硬化、高血圧、心筋梗塞、脳卒中、ガン、リウマチなどの自己免疫疾患から、うつ、統合失調症等々の現代文明病（生活習慣病＝食べすぎ病）に罹患して、もがき苦しんでいるといってもよい。

その証拠に、こうした「食べすぎ病」は、食べない療法「断食」で改善、治癒することも少なくないからだ。

今でこそ、「断食」は一種のブームになっている。人参2本とリンゴ1個をジューサーにかけて作る生ジュースをコップ3杯ずつ、1日3回（朝、昼、夕）飲用（ほかに生姜湯、味噌汁の汁のみを午前10時と午後3時に提供）してもらう「ジュース断食による健康増進施設」を、私が伊豆高原に開設してから31年が過ぎた。

このジュース断食により数日ないし、1週間、お腹を空かせると、中性脂肪や血糖が大幅に低下する。このことは当然としても、血圧の低下や肝機能の数値の改善、うつ気分の改善などが見られることも少なくない。

また寿命予知タンパクとも呼ばれ、肝臓で作られるアルブミン（正常値3・8～5・3g／dL、慢性肝炎、リウマチ、ガン等々の慢性疾患では極端に低下し、1・0g台にまで落ち込むことがある。この時は生命に危険が迫ってきたと判断してよい）が、タンパク質の摂取はしていないのにジュースだけで増加してくることがある。つまり、栄養状態＝生命力がアップするのである。これは「断食」により肝機能が活性化し、肝臓で合成されるアルブミンの量が増加するからだと考えられる。

空腹の効用

「空腹」の健康効果については、米国のマサチューセッツ工科大学のレオナルド・グァレンテ教授が人間も動物も、空腹になると「Sirtuin《サーチュイン》遺伝子」、別名「長寿遺伝子」が活性化し、病気を予防し、健康・長寿を促してくれるとの研究を発表していることについては、すでに述べた。

また1999年以降、日本の寒川賢治博士（国立循環器病研究センター）や児島将康博士（久留米大学教授）らが胃のA-like細胞から分泌される「グレリン」というホルモンを発見し、純粋な形で取り出すことに成功された。

「空腹」になると、多く分泌される「グレリン」は、

①食欲の増進
②心臓機能の促進
③自律神経調節
④抗ストレス
⑤脳の海馬（記憶中枢）の血行をよくして記憶力増強、ボケ予防

などの生理作用があることが、明らかにされつつある。

人類は空腹の時間を過ごしてきたからこそ、グレリンが多く分泌され、脳を十二分に働かせ、狩りや農作業の工夫、道具や機械の考案、発明をして、今日の繁栄をもたらしたといっても過言ではない。

蓄音機（今でいうCD）を発明した時、エジソン（1847～1931）はなんと9昼夜222時間、寝食を忘れて実験したのだそうだ。

ライオンも餌となる草食動物をねらうのは、空腹の時だ。空腹になると知恵を働かせて風下から獲物にしのびより、成功すると判断した場合に草むらから飛び出して、草食動物を追《お》っかける。

どんなに追っかけても狩りに成功するのは5～6回に1回で、百獣の王ライオンさえ、しょっちゅう空腹を強いられているという。しかし、いったん狩りに成功して、獲物を食べて満腹になるとゴロンと横になり、周りを草食動物が歩いていても見向きもしない。食べると、やる気や戦闘意識がなくなるのである。どこか、われわれ文明人に似てはいないか。

そのほか、「空腹」の効能を、免疫学の面から言及してみよう。

われわれが空腹になると、血液中の糖、脂肪、タンパク質、ビタミン、ミネラルなどの栄養素も不足する。よって、血液中を泳いでいる免疫細胞の白血球も「空腹」になっている。だからこそ、「空腹」の時、体外から病原菌やアレルゲンが侵入してきたり、体内でガン細胞や種々の老廃物などの〝有害物〟が発生した場合、白血球はそれらをよく貪食するのである。**つまり免疫力が上がる**。われわれ人間も動物も、病気や怪我をすると、食欲がなくなるのは、免疫力を上げようとした姿に他ならない。

空腹の状態を自らに、意図的に強いる行動が「断食」である。断食というと、なにか宗教がかった行動のように昔は思われていた。

断食は英語で「ｆａｓｔ」という。これは、飛行機内で表示される〝fasten seat belt〟の〝ｆａｓｔｅｎ〟と同じ語源で、「しっかり、強く」の意味がある。

昔から断食は体を強く、健康にする方法であると、体験的に知らされていたわけだ。

屋久島の樹齢３０００年のスギが存在するのも、やせた（栄養不足）の土壌のなせる業《わざ》であることについても触れた。

釧路や出水など鶴の飛来地では、鶴たちがシベリアに帰っていく時、飛び立つ様子を写真に収めようと、マニアの方々が三脚台にカメラを置いて、今か今かと、その瞬間を待ちわびる様子がよくＴＶのニュースなどで放映される。

専門家にはいつ、鶴たちが飛ぶかどうかは、餌の食べ方（食べる量）でわかるそうだ。いっぱい食べている日の次の日は飛ばない、少ししか食べない時は、翌日、飛び立つそうだ。

つまり「空腹」のほうが、「力が出る」のである。

食べすぎ病だった病気の元

さて、話を元に戻す。

こうした動物の本能的行動を調節しているのが、マクロファージであると思われる。これはサイトカインを分泌して、脳に働きかけるのである。「糖尿病」については、食事療法や運動療法、経口薬やインスリン療法などについての西洋医学の一般的見解は118ページに述べた。医師たちは、糖尿病患者に対して数種類の経口薬やインスリンを駆使して、いかに血糖を下げるかに躍起になっている。また食事療法に関しては、栄養士が患者の体重に合わせての1日の摂取カロリーやタンパク、脂肪、糖、ビタミン、ミネラルの摂取について、型通りの指導をする。

しかし、カロリー制限を強制されるのを嫌がる患者も多い。指導や治療を受けても、その効果が思うように上がらず、脳卒中、心筋梗塞、下肢の壊疽などの血管病、免疫低下による肺炎やガンを患って亡くなっていく患者も少なくない。

しかし、以下の方々の手記をご覧になると、「糖尿病」は「食べすぎ病」以外のなにものでもなく、食を少なくすると、改善する可能性が大であることがわかる。

糖尿病のどん底から脱出

（M・W　男性）

長年の生活習慣での暴飲暴食と車生活から運動不足となり、とうとう体が悲鳴をあげ、通院。血液検査の結果、糖尿病との診断。

聞いて愕然とし、その足で書店に直行し、糖尿病の本を5～6冊購入。検査数値を見比べながら読み進むほどに、悪化方向しか掲載されておらず、1つとして希望の光を見出すことができませんでした。高血糖から失明、壊疽《えそ》での足の切断、腎不全、肝不全で死の恐怖を感じました。

落ち込んでいた私に、その後訪れた書店のレジ前に置かれていた薄い本が生きる希望とエネルギーを与えてくれたのです。それがドクター石原氏との出会いでした。

早速ドクターの著書を4～5冊購入し、人参・リンゴジュース、生姜紅茶、それに散歩を半月続けていた時にチャンスが訪れ、ドクターの診察を受けることができました。

診察の際、「このまま続ければ必ず良くなりますから、大丈夫です」とドクターが力強く言い切ったのを聞き、自信が湧き出し、継続することができました。

2月の検査では8・3あったHbA1cが、3月14日では7・1になり、肝臓、腎臓、すい臓その他異常なし。4月13日には6・0、8月21日には5・2と改善。

血糖値も202が59に下がりました。体重も半年で16・5kgも減量でき、日々の生活が楽になりました。

これからもムダ食いはせず、少食生活を続けていこうと思っています。どん底から脱出できたのは、ドクター石原氏のおかげです。ありがとうございました。

追伸
花粉症も改善し、二重の喜びです。

	正常値	2007 2/2	2/14	3/14	4/13	6/13	8/21
体重(kg)		73.5	73.5	69.5	64.5	62.0	57.0
血糖(mg/dl)	109以下	202	150	89		78	59
H_bA_{1C}(%)	4.3-5.8	8.3	8.2	7.1	6.0	5.4	5.2
アルブミン(g/dl)	3.8-5.3	—	4.6	4.7		4.6	4.7
GOT(単位)	10-40	—	45	27		23	21
GPT(単位)	5-45	—	65	35		21	20
γ-GTP(単位)	0-70	—	110	40		30	28
尿酸		—	7.5	6.4		6.9	6.0

中性脂肪、コレステロール、血糖値の劇的改善

（Y・K　67歳　男性）

『「体を温める」と病気は必ず治る』（石原結實著・三笠書房）を読んで実行。5月の初め頃から、朝は生姜紅茶がほとんど。たまに人参・リンゴジュース。昼はそば、山いも、生姜、わかめ。夜は玄米、おかずはふつうにできるだけ和食に近いようにしています。表のとおり、長年血糖、中性脂肪とコレステロールの値が高くて困っていました。それと体温が35・3℃でしたが、36・2℃まで上がりました。体重が減少して心配ですが、体調がよいように思いますので続けたいと思います。アドバイスしていただけますか。

Y・K様

冠省

お便り（FAX）を三笠書房の副編集長の長沢氏よりいただきました。ありがとう

存じます。さて、血液検査の一覧表を拝読いたしましたが、実に見事という他ありません。これだけすべての検査値を正常化させる薬など、この世に存在しませんし、万一あったとしましても、薬には、副作用がつきものです。でも、Y・K様におかれましては、

①血糖は正常値110mg／dL未満なので、糖尿病の中程度状態＝175mgであったのに劇的改善
②中性脂肪も劇的改善（正常値150mg／dL未満）
③総コレステロールも改善（正常値219mg／dL以内）
④HDLコレステロール（動脈硬化を防ぐ善玉コレステロール）は、総コレステロールが減少したのに変わらないので、大変よい
⑤γ-GTP高値（西洋医学ではアルコール過剰、私の自然医学では体内の水分過剰）も劇的改善！（正常値60以内）

●体重 52 ～ 56kg

	H18-08-20	H19-02-17	H19-06-06
血糖	175	97	87
中性脂肪	182		48
総コレステロール	216	238	183
HDLコレステロール	48	49	48
γ-GTP	175	97	87
動脈硬化指数		3.86	2.8
体重（身長163㎝）		53kg	48kg

（※体調は順調だが、体重が減るのが気になる）

⑥動脈硬化指数、改善

と、素晴らしいの一言につきます。

体重減少は、これまで体内に蓄積していた余分な脂肪、糖分、水分（何といっても体重の60％以上が水分ですから）、老廃物を、今の少食（1日2食）により排泄し、本当の健康体になられた証拠です。今後、同じ食生活を続けられても少しずつ体重が戻られるとは存じますが、肥満の人から先に病気になり死亡していく傾向が強いようですので、体重減少はメタボリック・シンドロームの予防のためにも大変よいことです。

ただし、今後ウォーキング、スクワット等々の筋肉運動で筋肉を少しずつ増やしていかれると、健康的な体重の増加が得られると存じます。

〝体調が順調〟でいらっしゃるのですから、何のご心配もなく、この健康法をお続け下さいませ。

益々のご健勝、ご多幸をお祈りいたします。

石原結實

1日1・5食で体質改善したC・Kさん

ご無沙汰しております。

石原先生の益々のご活躍、拝見させて頂いております。

母が先生の施設に行くことが決まりましたので、私の近況報告をさせて頂きたいと思いました。

3年前、72kgから83kgに体重が急に増えた頃から、陰部や全身の痒み、のどの渇きを感じるようになりました。翌年人間ドックを受けたところ、糖尿病、高脂血症、脂肪肝、肥満、左周辺網膜変性症（糖尿病性網膜症）と診断されました。検査値は、γ-GTP 88、中性脂肪 273、総コレステロール 271、HbA1c 7・9

血糖値 177（前）、381（120分）、体重 77・3kg（身長172cm）でした。以前、福祉関係の仕事に携わっていた時に、糖尿病を患った方々が、腎不全などの病気を併発され死んでいく姿を目の当たりにしました。自らが糖尿病と診断された時には、死への現実を突きつけられた思いでした。一般の治療方法では糖尿病は治癒しないことを理解していましたので、なにか良い方法はないかと思っていました。何気なく立ち寄った書店で、先生のご著書『体を温めると病気は必ず治る』にめぐりあい、その場で本を購入しました。

毎日ニンジンリンゴジュース（人参2本、林檎1個）、生姜紅茶（4杯程度）、また昼食はとろろそばを摂るようにしながらウォーキングやサウナを実践したところ、体重は2か月間で72kgまで減少しましたが、それ以上は思うように減少しませんでした。そこで、石原先生が実践されている1日1〜1・5食の食事を実践したところ、1年後の健康診断では、次のような結果となりました。γ-GTP 30、中性脂肪134、総コレステロール 235、HbA1c 5・2、体重66kg。また、最近の状況としては、HbA1c5・1との検査結果から、現在は、糖尿病と無縁の生活を送らせて頂いております。本当にありがとうございました。

蛇足ですが、私の体験を聞いた兄は毎日生姜紅茶の摂取を心がけたところ、1か月程で6kg（72kg→66kg）の減量に成功したらしいです。

最後となりましたが、石原先生の更なるご活躍をお祈り申し上げます。

C・K氏（40歳代）

「インスリン」をやめることができたY・Y子さん

以下、Y・Y子さん（78歳）との手紙のやりとりである。

突然で失礼でございますが、Y・Y子と申します。娘が大変お世話になっております。先生のことを聞き、本もたくさん（8冊）購入し、勉強させていただきました。以来〝石原党〟でございます。この頃、いい年になり、身体もガタガタ音がする様になりました。

平成15（2003）年から、血糖が高く治療が始まりました。現在、使用している薬は、インスリン朝6、昼5　夜8単位と8月からドライアイで目薬です。

現在　(1)便秘　(2)肩、ヒザの痛み　(3)4月位から足の腹のシビレで悩んでおります。

気になる事は、カロリーを考えますと、果糖の多いリンゴ等で作った生ジュースを朝コップ1杯飲んでおりますが、朝、6単位のインスリン注射で、どうだろうか、と考えますが、お忙しい先生に、長々と申し訳ございませんが、何卒、よろしくお願い申し上げます。ありがとうございます。

2013年10月7日

Y・Y子

血液検査（2013・9・26）
血糖　120mg／dL（正常値＝70－109mg／dL）
HbA1c　6・0％（正常値＝4・0－6・2％）

Y・Y子様

冠省：お便り拝見しました。お嬢様には先日、サナトリウムに来て下さり、又、大好物の焼酎のお土産を賜わり、誠にありがとう存じます。

さて、お母様のご症状

(1)体が、ガタガタ音がする→ウォーキング、ももあげ運動

・かべ腕立て伏せ…

等々で、筋肉を少しずつ鍛え柔らかくされることが一番肝要です。
(2)ドライアイ…湯（43℃くらい）にタオルをつけ、目をつぶって、目の上から温湿布（3～5分）を1日数回くり返して下さい。
(3)インスリン…
2～3か月の血糖の平均を表わすHbA1c＝3・5～6・2が正常ですが、英国カーディフ市で糖尿病の患者4万人を調べたところ、HbA1c＝6・7～7・1くらいが一番長生きであまり、正常まで抑えすぎると、死亡率が上がることがわかりました。
よって、朝　人参・りんごジュースを飲まれると「インスリン」は朝「注射しなくてよい」のではないかと存じます。（HbA1c6・0と大変よいですので）
昼　夜はこれまで通り
(4)足の腹のしびれ→足浴を毎日、と
・かかとあげ運動を1日100回（10回×10）やられるとよいと存じます
長い事、失礼しております。先生には大変お世話になりました。毎日、何の不安もなく、元気で過ごしております。

今、食事は、朝は「人参・リンゴジュースのみ」で、昼、夜は食べすぎない様にして、先生の本を勉強しながら、運動も実行しています。

「肩の痛み」は2か月でなくなりました。膝の痛みは、もう少しのところまできました。

4月30日（2014）の検査結果

血糖　109mg／dL

HbA1c　5・9％

でしたが、病院は、私を離そうとなさらないですね。いかに「金とり病院」とか思っております。

春たけなわとなりました。（2015年）

4月2日、S病院に御礼とお別れをしなければ、と出かけました。

先生、糖尿病は治りました。3月11日夜からインスリンの注射も止めております。

採血と尿検は致しましたが、「見事だね。そしたら、薬はどうするね」と主治医から聞かれ、「治っていますので、要りません」と言いますと、ポカンと変な顔をされました。「薬を買う1人が減ったな」というお医者でしかないなあ、と思います。石原先生の様な、本当のドクターはいらっしゃいませんね。先生にめぐりあえて、何十年も寿命をいただいた、と思っています。もう、2度と病気にはなりたくありません。

2015年4月13日　Y・Y子
検査結果　血糖　108㎎／dL
HbA1c　6・0％

Y・Y子さんは、インスリンの注射（1日計19単位）により、糖尿病のコントロールがうまくいっていましたが、（朝）人参・リンゴジュース、（昼）（夕）は、腹8分以下の少食にされ、インスリン注射なしでも、血糖値が正常になり、糖尿病状態を脱した。

「食事と運動だけで治る」が問題視

こうした症例を掲載すると、糖尿病の専門医からお叱りを受ける心配もある。なぜなら、「糖尿病はコントロールはできるが治らない」というのが西洋医学的見解であるからだ。しかし、ここに載せた症例は、ご本人の直筆の手記である。事実は事実だから、その事実に対しては、文句のつけようはないと思う。

慶応大学医学部をご卒業され、国立がんセンターの疫学部長、東京農大教授、国立健康・栄養研究所理事長などの要職を歴任された渡邊昌医学博士のご高著『「食」で医療費は10兆円減らせる』（日本政策研究センター）に、次のような件《くだ》りがある。

「1992年、国立がんセンター疫学部長として、ガンの研究に没頭していたところ（53歳）、空腹時血糖＝260㎎、HbA1c＝12・8％で、〝完全に糖尿病です〟と診断された。〝すぐに薬で血糖値を下げましょう〟という医師の言葉に従わず、それまでの欧米型食生活から玄米菜食を中心とした和食に切り換えるとともに、食事の時間、食べ方、運動などを含めた生活習慣全般の改善による血糖値コントロールに挑戦した。……その結果、1年後には13㎏の減量に成功し、血糖値も正常化した……」（要約）

渡邊博士が実践された治療法は「薬を使わず、食事と運動だけで糖尿病を治したお医者さん」として2001年に読売新聞で紹介され、大きな反響を呼んだ。ところが同時に全国の医師から抗議が殺到した。「『食事と運動だけで治る』というのは、糖尿病患者に誤解を与えるものだ」と。

これに対し渡邊博士は「今の医療の現場では、十分な指導もしないで、すぐに投薬する医師が少なくないという現実です。……こんなことを放置したままでは医療費は膨らむばかりです」と述懐されている。

「糖尿病」が悪化すると壊疽による下肢の切断、網膜症による失明を余儀なくされることがある。これを指示、命令しているのが、「マクロファージ」であると私はにらんでいる。

下肢が切断されたり、目が見えなくなると、動物だったら、餌取り行動がままならなくなるからだ。つまり食事の量を減らさせて、糖尿病を改善させようとするマクロファージの意思ではなかろうか。

ただ文明社会に生きる現代人はお金で食物はいくらでも買えるので、せっかくのマクロファージの親心も無駄になるのであるが……。

不妊の暗示するもの

戦前は一家に子供が5人〜10人いるところはふつうだったし、次から次に毎年、出産する母親も少なくなかった。品のない言い方ではあるが、「女房を跨《また》いだだけで妊娠する」などとうそぶく御仁もたくさんいらっしゃった。

しかし、今や6組に1組が不妊症に悩んでいるし、子宝を授かるまでに要した不妊治療費が「ベンツ1台分」「マンションを買える」くらい要したという人もいて、不妊＝子供の数の減少＝少子化は社会の一大事である。前述の「人類を不妊にする超汚染物質の開発」などがなされなくても、現代文明人の「不妊」の増加は人類を滅亡に導く、十分な脅威になるのである。

私が生まれた昭和23（1948）年は、いわゆる団塊の世代のちょうど真中。敗戦で、命からがら戦地から引き上げてきた父母の間で爆発的に子供が生まれた。食べるものといえば、焼芋や雑炊くらいしかなく、両親の「空腹」の状態で生まれてきたのが、団塊の世代の人々だ。

今でもアフリカや南アジアなどの食料の乏しい地域は、子供の数がひじょうに多い。

「貧乏人の子だくさん」という言葉もある。

つまり人間も空腹を強いられると、屋久島の樹齢3000年の杉のごとく生命力や生殖力が強くなる。自分自身が滅びても、子孫だけは残そうとする意思が働くのかもしれない。反対に飽食・過食に陥ると、この個体と同じ子供が誕生すると、その子供も過食に走る。この地球上に餌（食料）が乏しくなるので、マクロファージが食べすぎ＝肥満の人には妊娠をさせないようにしているのではないか。

西洋医学で不妊の原因を男性側、女性側の両方から見極めようとしても、「結局は、よくわからない」というのが結論である。

よって、「不妊」「ガン」「糖尿病による失明、下肢の切断」は、神の意志が反映しているのではないか。

海水中に誕生した始原生物のアメーバ様単細胞生物＝マクロファージは、「タンパク質」から偶然に誕生したと科学者はいう。

しかし始原生命が〝偶然〟の産物であったら、その生命が終わった時に、生命体は地球上から消え失せていたはずだ。

それでも始原生命には生命を継いでいこうという意志があったからこそ次々に分化、分裂、増殖を続けながら、人類まで進化発展してきた。

始原生命の意志は、神様の意志である。神という言葉に違和感があるなら造物主、またはsomething great（何か偉大なもの）の意志である。

7年間の不妊症が懐妊

当方の「ジュース断食による健康増進保養所」は、別に「不妊」の治療を行っているわけではないが、ここ30年間で「自然妊娠は無理です」と専門医から告げられた不妊症の女性約40人が妊娠された。

私は講演する時に「人参ジュースは妊娠ジュースです」などと駄ジャレを言って、聴衆の笑いを誘うのが常であるが、「空腹」が妊娠を助けたのは間違いあるまい。

以下のようなお手紙をいただいたこともある。

【症状】三十五歳の主婦。結婚七年目になるが未だ子宝に恵まれない
日に日に寒くなってまいりますが、石原先生には、益々ご健勝のこととお察し申し

上げます。R様のご紹介で今年一月に先生の保養所で「人参ジュース断食」のお世話になりました。その後、石原先生のご指導のとおり、朝だけ人参ジュース断食を開始、食生活をはじめとして生活改善を図りましたところ、六月に妊娠が判明（予定日は来年の二月九日）、それも双子にめぐまれました。家族中大喜びで、本当に心より感謝申し上げます。

今は、双子ということで早産予防のための入院中ですが、来年はうれしい大忙しとなりそうです。子供にも人参ジュースを飲ませます。本当にありがとうございました。まずは御礼まで。

（G子さん）

また数年前、次のような一文がしたためられた年賀状が届いた。

「一昨年5月末から、人参ジュース断食10日間コース（7日のジュース断食、8日目重湯2回、9日目＝お粥2回、10日目＝玄米食でチェックアウト）でお世話になりました。その後、すぐ妊娠。昨年5月に無事長女を出産しました。現在、授乳中ですが、当時に比べるとマイナス15kgの体重を維持しています。サナトリウムへ行って本当に良かったです」

（E・K子、43歳）というもの。

「桂枝茯苓丸《けいしぶくりょうがん》」と「苓桂朮甘湯《りょうけいじゅつかんとう》」で懐妊、男児出産

知人から、「息子夫婦が結婚して9年間子宝に恵まれないので、診察をお願いしたい」との手紙をいただいたのが、2013年10月。さっそく息子さんの奥さん（40歳）を診察。160センチ、63キログラムとやや肥満（水太り）。「足のむくみ、下痢、汗が多い、頻尿……」という水毒の典型的症状が存在。顔と手のひらが真っ赤なのは、「瘀血《おけつ》」の所見だ。

よって、「水毒」の漢方薬の「苓桂朮甘湯」と、「駆瘀血剤《くおけつざい》」の「桂枝茯苓丸」を処方し、併せて朝は人参2本とリンゴ1個で作る「人参リンゴジュース」2杯と「生姜紅茶」1杯を朝食代わりにして、減量するよう指示した。

人参は根菜で、「子宮、卵巣を含めた下半身の臓器の働きをよくする（相似の理論）」し、生姜は「生殖力を強くする」ので、もちろんその効能も期待して……。

すると1か月後4キログラムもやせ、顔と手の赤さも半減した。3か月後には、なんと懐妊。2014年10月には、男児を無事ご出産。

これまで、「当帰芍薬散《とうきしゃくやくさん》」（色白、ぽっちゃりの人に効く）だけで妊娠した人もいらっし

ゃるし、「人参リンゴジュース」だけ、「生姜紅茶」だけ、「腹巻き」だけ……で「不妊症」の人が妊娠した例がたくさんある。「少食」「漢方薬」「人参リンゴジュース」「生姜」を不妊症の人にはお奨めしたい。

また、このような例もある。

英国の大学および大学院を出られた才媛のW・Mさん。

結婚されたのも遅かったが、子供がほしい一念で、この数年間人工授精も何回か試みられるなど「妊活」に励まれた。しかし、なかなか妊娠することができない。

それもそのはず、ご自身には子宮筋腫、卵巣機能低下（閉経が近い！と、主治医から言われた）が存在する上、「ご主人の精子も動きが悪い」「不妊の原因は、夫婦の両方にある」と主治医が診断された由。

2014年10月に、当方のクリニックを受診された時は、160センチ、80キログラム、ご年齢も40歳になられようとしており、「妊娠はもう無理か」と思ったが、W・Mさんにそうは言えず、「高栄養（肥満）も不妊の原因。少し栄養を減らすと妊娠しやすいこと」を、「今でもアフリカや南アジアの人々の子だくさんや、終戦後すぐの日本人に多数子供が生まれた」という事実を話しながら、「少食」をすすめた。朝食は人参リンゴジュース2杯に生姜紅茶1杯、昼食はとろろそば、夕食は和食中心にという「石原式基本食」を実践するように申したところ、しっかりと必死に実行された。

うそのような話だが、2015年3月に「妊娠」が判明、同年10月に帝王切開で女児を出産された。

少食で重病を克服し、102歳まで生きたルイジ・コルナロ

少食こそが病気を癒し、健康長寿に導いてくれることを身をもって体験したイタリアの貴族がいる。

ルネサンス期のヴェネチアの貴族ルイジ・コルナロは1464年の生まれ。若い頃は、貴族仲間と暴飲・暴食の限りを尽したため、30歳代で激しい胃痛、痛風、微熱やのどの渇き（糖尿病と思われる）などに毎日悩まされ、種々の治療法を試みたが、まさに「薬石効なし」。とうとう35歳になると、生死の渕をさまようほどに悪化。

主治医から「食を厳しく制限すること」、それには「ふつうの少食をさらに最小限まで減らす」「病気の時、食べるような食をとり、ごく少量にする」こと以外助かる見込みは

ない、厳格に守らないと数か月で生命がない、と宣告された。

生きたい一心で、コルナロは次のような食事にした。

「パン、卵の黄身、スープまたはパン粥、少しの肉か魚」を1日総量で350グラム、これを2回に分けて食べた。またワインは1日に約400cc（コップ2杯）。


すると、なんと数日で種々の不調に回復の兆しが表われ、1年後には完全な健康体となり、怒りっぽい性格までが改善されたという。

健康になると、農業増産のために干拓を始めたり、ヴェネチア共和国のパドヴァ市の行政長官として手腕をふるったりと、同時代に生きたレオナルド・ダ・ヴィンチ（1452～1519）やミケランジェロ（1475～1564）よりも有名なイタリア人になった。

70歳になっても目、歯、耳とも健全で登山や乗馬を楽しみ、超元気な毎日を送っていた。

しかし79歳の時、友人、親類、医師たちが「今の食事は少なすぎるので、栄養不足になるので、もう少し多くの量を食べるように」としつこく忠告するものだから、しぶしぶ1日の食事の総量を350グラムから400グラムに、ワインを1日400ccから450ccに、と増量した。

すると10日後より憂うつな気分に陥り、12日後には腹痛が発生。その後15日間も発熱が続いて、生死の境をさ迷うことになった。

そこで食とワインをそれぞれ50グラム、50cc減らして、元の食事の量に戻したら、再び健康になった。

その後91歳になっても目、耳、歯、体調とも何の異常もなく、声は朗々としており、いつも気分爽快、見る夢もがすべて楽しい夢であったという。

94歳（1558年）の時、「少食健康法」についての本を出版するや、すぐラテン語に翻訳され、ヨーロッパの知識人の間でベストセラーになった。後にイギリスの哲学者フランシス・ベーコン（1561～1626）もエッセイの中で、コルナロの食生活を絶讃している。

95歳の時、コルナロは「自分は完全に健康体」と感じ、「病死はありえない。100歳まで生きる」という確信をもつにいたった。

100歳になっても目、耳、歯、足腰とも完全に健常で気分も爽快、「老年がこれほど素晴らしいものとは知らなかった」という名言を残している。

102歳（1566年）のある日、いつもと同じように昼寝の床につき、そのまま天に旅立ったという。

このようにコルナロは少食が健康長寿の原動力になることを、身をもって立証した人であるが、ほかにも「少食が、不運（不幸）を克服する力になる」という体験にも言及している。

ヴェネチア共和国の有力者から起こされた身に覚えのない不当な訴訟や、乗っていた馬車が転倒して引きずられ、医師から4日の命と宣告された大怪我の時（70歳）も、「規則正しく飲食節制に努めた者は、いかなる事件も事故も深刻な影響を与えることはない」という信念のもと、両者とも克服している。

日本人の少食論者

このように「少食」が運命をも左右するということを、主張した人が日本にもいた。

江戸時代の観相家、水野南北は「食を少なくすることこそが健康長寿のみならず、富裕や立身出世する道である」というようなことを述べている。

南北は21歳の頃に観相学を志し、火葬場の隠亡になって死人の相を研究したり、全身の相を研究するために、風呂屋の三助になったりもしたという。

南北の著書『相法極意修身録』の中の一文を紹介すると、「それ人は食を本とす。…故に人の良薬は食なり。人を相するに、先ず、食の多少を聞き、是によって生涯の吉凶を弁ずるに万に一失なし。一箇年先に、大難のある事を見極めしむると言えども、其の時より食を厳重に慎む者は、必ず是を免れ、反ってその年に当たり思わず吉事来たる者多し。生活貧窮の相ありと言えども、益々、食を慎み、是を用うる者は相応の福有と成って、今人に知れ、大いに用いられる者多し。……故に、容姿、貴賤、寿夭、窮楽…皆、飲食の慎みにあるべし」

南北自身、貧相であったが、「1日に麦1合五勺、酒1合、米のものは餅すら食さず、副食は一汁一菜」との食を貫き通した結果、種々の幸運がころがりこんできた。名古屋の熱田神宮の近くに観相家として立派な居を構え、皇室からも目をかけられ、光格天皇より「従五位出羽之介」に叙せられたという。

人生50年と言われた時代に、74歳（1760〜1834）の長寿を保ったのも、少食のおかげであろう。

こんなにいる！　少食の有名人

私は25歳から46歳までは、朝食は人参2本とリンゴ1個をジューサーにかけて作る生ジュースをグラス2杯（約400cc）、昼食はとろろそば、夕食はアルコールプラス和食中心の食事という食生活であった。

46歳から59歳までの約13年間、毎月1回程度みのもんたさん司会の昼の人気番組「おもいッきりテレビ」に出演していたため、少々有名になった。すると、東京のクリニックにいる日は毎日、午後12時から1時まで健康雑誌や新聞の取材を受けるようになり、結局は昼食が食べられなくなった。そこで昼食は取材記者の人と一緒に、熱い紅茶にすりおろし生姜と黒糖を入れた「生姜紅茶」を2杯飲むだけにしている。

この20年間の食生活は、「朝食として人参リンゴジュースをグラス2杯、生姜紅茶1杯、昼食として、生姜紅茶2杯と朝、昼は固型物は口にしない。夕食はタコ刺し、イカ刺しを肴にビール、焼酎、日本酒を飲み、あとは、ご飯、みそ汁、納豆、豆腐、エビの天ぷらなどを食べる。

恥かしながら肉、卵、魚、牛乳が嫌いで食べられず、動物性食品はエビ、カニ、イカ、タコ、貝、メンタイコ、イクラなどの魚介類や魚卵、それに時々チーズくらいしか食べない。

それでいて、毎日約10キロメートルのジョギングと、週3回のウェイトトレーニングを実践している。

学生時代、パワー・リフティングという競技で挙げていたベンチ・プレス100キログラムは最近、少々難しくなってきたが、90キログラムは挙上できる。

こういう一般の人や栄養学者から見ると、変てこな「極少食・偏食」をしながら、67歳の今日までこの45年間、一度も病院や薬の世話になったことはない。

拙著『一日一食』(ビジネス社)などを読まれたジャーナリストの船瀬俊介氏が、『やってみました!1日1食』(三五館)『3日食べなきゃ、7割治る!』(三五館)『「長生き」したければ、食べてはいけない』(徳間書店)などの本を上梓されたせいもあってか、日本の有名人の中にも「一日一食」で、超健康と超多忙の生活を楽しんでいる人がいらっしゃるという。

たとえばジャパネットの**高田明前社長**(67歳)、

タモリさん（70歳）、
ビートたけしさん（69歳）、
水谷豊さん（63歳）、
千葉真一さん（77歳）、
ら、日本の著名人。

外国では、オバマ大統領は朝食、昼食抜きで、夕食も「サーモン、ライス、ブロッコリー」くらいの軽食との由。

ロシアのプーチン大統領は筋肉美を誇るスポーツマンで有名だが、
朝食＝カーシャ（雑穀のお粥）、昼食＝なし
夕食＝魚中心のメニュー（肉はほとんど食べないか、食べるなら羊肉）
とのこと。（以上、日刊ゲンダイ＝2015年6月9日号）

今でも栄養学者や栄養士、医師は健康のためには「1日3食を規則正しく食べる必要がある」「とくに朝食は大事」などという指導をしている人が多いが、事実は理論より重要視されるべきであろう。

実践、少食健康法

1日3食をよくかんで腹八分にし、運動や労働などの筋肉運動も十分に行い、心身ともに健康で血液検査他の検査でも異常のない人に対して、私が1日2食にしましょうなどと野暮なことを言う筋合などまったくない。そういう方々はどうぞ、これまで通りの食生活を続けられるとよい。

しかし今、何十万人かが毎年受ける人間ドックで、**「異常なし」の人が7％しかいない、**という事実。そして40歳以上の日本人の男性の半分以上が、「高」血糖、「高」血圧、「高」体重…など「高」のつく、食べすぎ病である「メタボ」に陥っていることを考えると、現代日本人の大半の人に対して、「食の量を少なくするように」という忠告をする必要がある。

朝から食欲のない人は食べる必要など毛頭ない。

食欲があっても、「メタボ」他種々の病気で悩んでいる人は、一度朝食を思いきって抜いてみるとよい。

「腹八分に病なし。腹十二分に医者足らず」という格言があるが、今の日本人は、「腹十二分」だからこそ、ガン、糖尿病、脂肪肝、高血圧、痛風、脳卒中、心筋梗塞、不妊……

等々の病気でもがき苦しんでいるのだ。

（腹十二分）ー（腹四分＝1食分）＝（腹八分）

なのだから一食、抜くとよいのである。

仕事や就寝時間の問題など諸々の都合で、朝、昼、夕のどの食事を抜いても構わない。

しかし理想は、朝食抜きだ。なぜなら朝は「吐く息が臭い」「目ヤニや鼻づまりがある」「尿の色が濃い」等々、血液の汚れを排泄している時間帯であるからだ。それは誰しも就寝中は「断食」しているから、起床時は排泄現象が旺盛なのである。

朝食は英語で〝break《ブレック》 fast《ファスト》〟、これはfast（断食する）をbreak（やめろ）という意味がある。

数日ないし1週間の断食後に、いきなり普通食を食べたら、嘔吐、下痢、名状しがたい不快感に見舞われる。そのため重湯《おもゆ》（プラス梅干し、味噌汁の汁、しらすおろし）を朝、夕2回、翌日がお粥（プラス梅干し、味噌汁、しらすおろし、納豆…）を朝、夕2回食べるなどして、徐々に普通食に戻していく。これを補食という。

よって、「朝食」は断食後の一食目の補食になるのだから、固型食（ごはん、パン、メン類…等々）はさけて、重湯、お粥などにするとよい。しかし重湯、お粥でも胃腸が消化を始めると、排泄力は低下する（吸収は排泄を阻害する）のだから、できれば胃腸に負担のないものがよい。人体60兆個の細胞の活動源はほぼ100％糖だから、おすすめは熱い紅茶にハチミツ、または黒糖を入れて飲むとよい。朝は体温も低く、心身ともに活動能力が落ちているので、すりおろし生姜（または粉末生姜）を旨い！　と思う量入れて「生姜紅茶」にすると、**代謝が上がり、大小便の排泄もよくなり、気分もよくなる。**

もしガンの術後、膠原病（リウマチ、シェーグレン病、潰瘍性大腸炎……）、慢性肝炎など、ある程度以上の病状をかかえている人は人参2本、リンゴ1個を刻んでジューサー（ミキサーではない！）にかけて作るジュースをコップ2杯と、生姜紅茶1〜2杯を飲まれるとよい。

生姜は、医療用漢方薬、約200種のうち70％近くに生薬として使われており、「生姜なしでは漢方は成り立たない」とさえ言われる薬効をもっている。英語の「ginger」には、「生姜」のほかに、

（名）意気、軒高、元気、気骨、ぴりっとしたところ

（動）生姜で味つけする、活気づける、鼓舞する

とあるのだから、イギリス人も生姜の効能を知悉《ちしつ》していたわけだ。

生姜の薬効の主役は、ジンゲロン、ジンゲロール、ショーガオールなどの辛味成分であるが、このほかに全部で約400種類にも及ぶファイトケミカル（植物性化学物質）の薬理作用と相乗して、次のような効果を発揮する。

①血管を拡張して、血流をよくして体を温める。
②血圧を下げる。
③血栓（脳梗塞、心筋梗塞）を溶かして、血液をサラサラにする。
④脳の血流をよくして、「うつ」を防ぐ。
⑤食中毒菌や肺炎球菌を殺す。
⑥白血球の働きをよくして免疫力を高める。
⑦発熱に対しては、発汗・解熱作用を発揮する。
⑧痛みを軽減する。
⑨消化液の分泌をよくして、消化を助ける。
⑩めまい、耳なり、嘔気に奏効する。
⑪Apoptosis《アポトーシス》（ガン細胞の自殺）を促進する。

⑫ **糖や脂肪の燃焼を促進する。**

⑬ **性能力を増強する。**

生姜の効能をよく見ると、体を温め、免疫力をあげ、高血圧、高脂血症を改善する。またガンの自殺（Apoptosis）を促し、さらには生殖力もアップする。よって本著で指摘したガン、糖尿病、不妊に対する〝特効薬〟になる可能性がある。

「すりおろし生姜」をみそ汁、納豆、豆腐、煮物、うどん、そば等々に「旨い！」と思える量を入れて食べる生姜三昧の生活をされるとよい。また、「熱い紅茶」に「すりおろし生姜」と「ハチミツまたは黒糖」を入れ、「これまた旨い！」と思われる味にして、1日3杯を目安に愛飲されるとよい。

人参・リンゴジュース療法については、1979（昭和54）年、私が勉強に出向いたスイスのベンナー病院で習ってきたものだ。

1897年、ビルヒャ・ベンナー博士によって開設されたベンナー病院は、ヨーロッパはおろか全世界から集ってくる難病・奇病の患者を、食事療法を中心とする自然療法で治療する病院であった。

肉、卵、牛乳、バターなどは一切使われず、動物性の食物はヨーグルトだけ。ほかに黒パン、ジャガイモ、ナッツ、生野菜、果物、ハチミツ、岩塩など自然の素材を用いて調理したメニューを提供していた。そして毎朝、必ず飲まないといけないのが人参2本、リンゴ1個で作られた生のジュースだった。

当時院長だったベンナー博士の姪のリーヒティ・ブラシュ博士に「なぜ人参・リンゴジュースは、そんなに体によいのですか」と尋ねたところ、「人間の健康に必要なビタミン（約30種）、ミネラル（約100種）をすべて含んでいるから」という答えが返ってきた。

米国農務省から「われわれ現代文明人は、『栄養過剰で栄養不足』の病気にかかっている」と発表されたことがある。タンパク質、脂肪、糖の三大栄養素を摂りすぎており、それらが体内で利用されるために必要なビタミンやミネラル類は不足して病気しているという意味だ。

ビタミン、ミネラルは毎日約130種類の必要十分量を摂取しないと、1種類、不足しただけでも図表14のような病気にかかる。

図表14　不足による起こる症状、病気

ビタミン（油溶性）	A	肌荒れ、視力低下、肺ガン、肝臓ガン
	D	骨・歯の脆弱化、くる病
	E	不妊、老化、動脈硬化
	K	出血
ビタミン（水溶性）	B_1	脚気（むくみ、心不全）
	B_2	口内炎、肝臓病
	C	免疫力低下、出血
	U	潰瘍
	P	血管の脆弱化（出血）
ミネラル	鉄	貧血
	亜鉛	皮膚病、性力低下
	マグネシウム	精神病、ガン
	カルシウム	骨歯の脆弱化、神経過敏
	カリウム	筋力低下
	コバルト	悪性貧血
	バナジウム	糖尿病

同じ米国で1982年に「ガンは税金のように免れられないものではない」というタイトルで、「ガンを防ぐにはビタミンA、C、Eをしっかり摂る必要がある。それには、人参が一番大切だ…」という発表がなされた。

さらに1990年から米国国立ガン研究所がガン予防効果の可能性のある約40種の食物を、重要度の度合いにより「ピラミッド方式」で示しているデザイナー・フーズ・プログラムの最上段には、ニンニク、キャベツ、生姜、大豆、人参、セロリが入っている。

かくの如き、薬効あらたかな人参と、

〝An apple a day keeps the doctor away.〟

〈1日1個のリンゴは、医者を遠ざける〉

とイギリスでは言われてきた「リンゴ」から作られる、人参・リンゴジュースの健康増進、病気治癒効果はすばらしいものがある。

朝食を生姜紅茶や人参・リンゴジュースですませると、昼食は断食後の補食に当たるので、そば、うどんに七味唐辛子やネギ、すりおろし生姜をふんだんにかけて軽く食べるか、パスタやピザにタバスコをかけて食べるとよい。

七味唐辛子やタバスコに含まれるカプサイシンやネギの硫化アリル、生姜のジンゲロン、

人参・リンゴジュースの作り方

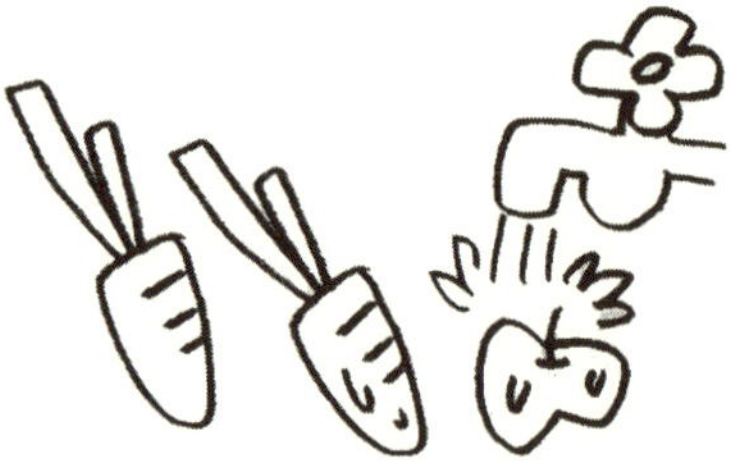

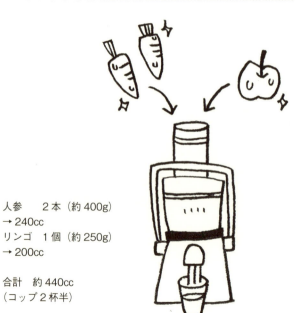

人参２本とリンゴ１個を洗い、皮のついたままジューサー（ミキサーではない）にかけ、生ジュース（コップ約２杯半）を作る。

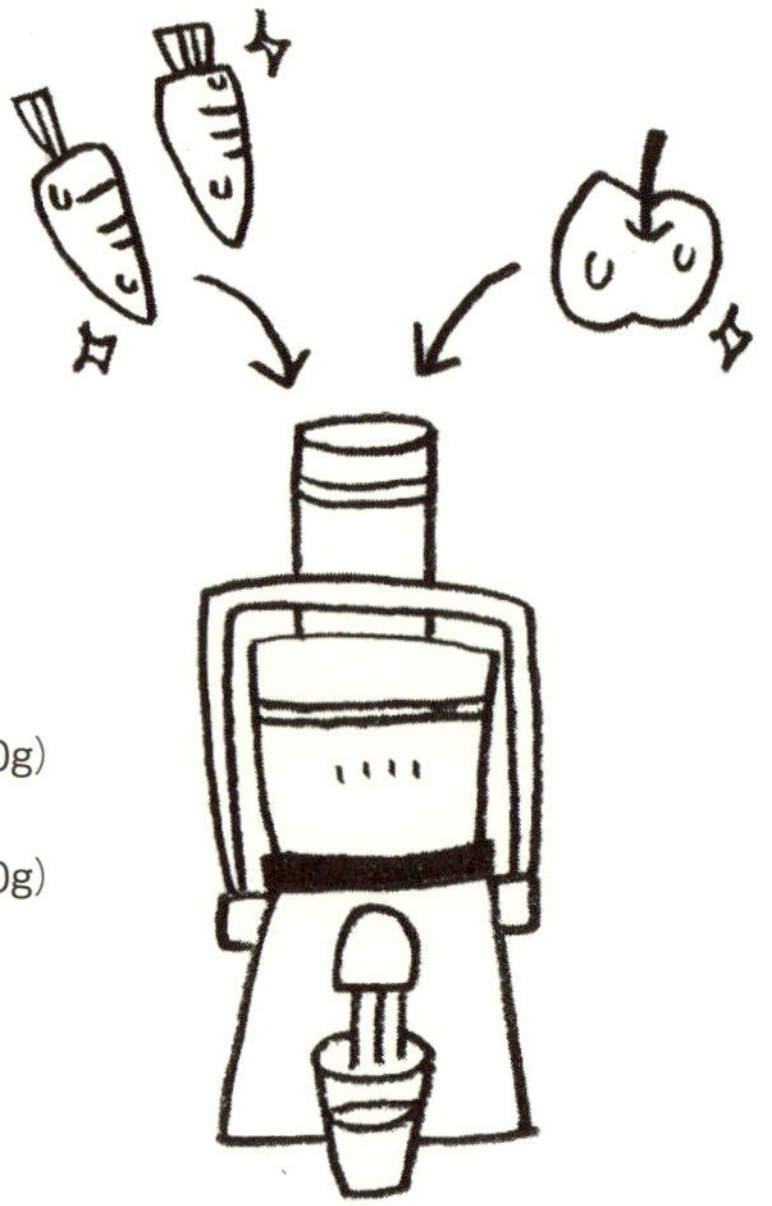

人参　　２本（約400g）
→240cc
リンゴ　１個（約250g）
→200cc

合計　約440cc
（コップ２杯半）

ショーガオールは血管を拡張して血流をよくし、体温を高めて、午後の仕事の効率を高めてくれる。

夕食はなにを食べてもいい石原式基本食

朝食と昼食をこうしてすませると、夕食はアルコールを含めて基本的になにを食べてもよい。

以上を、**「石原式基本食」**と勝手に呼ばせてもらっている。

ルイジ・コルナロも健康を保つには、食事の質より量（の少なさ）がより大切だと述べている。

日本の一食主義の人たちは一食についてほとんどこだわりがなく、好きなものを好きなだけ食べている人が多い。

つい先日、作曲家の三枝成彰先生と対談させていただいた。一日一食主義の三枝成彰先生がご本を出版されるのにあたり、「一食が健康によい」という論拠を解説してほしいというものであった。

73歳の三枝成彰先生は50歳そこそこにしか見えず、活発で精気にあふれておられる。聞けば一日一食で、その一食は夕食に焼酎を飲み、主に肉だけ食べられるという。

つまり少食（一食）なら、一般に「体によくない」と言われるものでも、胃腸が十二分に消化してくれるし、できた老廃物も肝臓、腎臓、白血球が完全に解毒してくれるということであろう。

「石原式基本食」を実践され、もし空腹を感じたらチョコレート、黒糖などをつまむか、黒糖入りの生姜紅茶を飲まれるとよい。

「空腹」とは胃腸が空になった時の感覚ではなく、血糖が下がった時に脳の空腹中枢が感じる感覚であるからだ。チョコレート、アメ、黒糖などで血糖が上がると、すぐ空腹感はなくなる。

こうした1日2〜1食を始めると、ほとんどの人が「頗《すこぶ》る」つきの好調になる。

「6か月で10キログラム減量した」「血圧が下がった」「便秘が治った」「血糖が下がった」「生理痛や頭痛が軽くなった」…など、枚挙にいとまがないほどだ。

しかし万一、やってみられて好調とも感じず、不調を感じるなら、すぐやめて元の食事に戻すべきだ。

第5章

高騰する医療費を抑える6つの処方箋

日本は病気と医療費で衰亡する

古代ローマ人の美食は、国を衰退させる大きな原因になったとされている。

古代ローマ人の宴席は次の3つのコースである。

第一のコース（前菜）

ワインを飲み卵、腸詰め、セロリ、オリーブの実を食べる。

第二のコース（メインディシュ）

鳥獣　肉類や魚介類を食べる。

第三のコース（デザート）

フルーツ（リンゴ、クワ、ザクロ）と菓子（小麦粉、ミルク、油を混ぜて焼き、ハチミツをかけて作る）を食べる。

メインディシュには、キルケーイーやブリタニア海岸産の牡蠣《かき》やミーセーヌム産やルシタニア（ポルトガル）産のウニなど、ぜいたく品がしばしば使われた。

鳥獣肉類はブタ、イノシシ、ウサギといったポピュラーな肉では物足りず、ブタの乳房や子宮、クジャクの肉なども珍重された。

さらにご馳走を多く食べるためにローマの貴族たちは満腹になった後に、鳥の羽でのどをくすぐったり、吐瀉《としゃ》剤を使って吐いてから次々と宴会をハシゴしてまわったという。

「人の死は、ひっきょう自殺のごとし」という名言を残した哲学者セネカは当時のローマ人を「食べるために吐き、吐くために食べている」と酷評している。

京都大学名誉教授の中西輝政先生は、ご高著『なぜ国家は衰亡するのか』（PHP新書）の中で、栄華を極めた大英帝国が第1次大戦以降の大恐慌、第二次世界大戦を経て、1950～60年代にかけて衰亡していった原因について、ローマ帝国の衰退と比較しながらその共通項についてまとめられている。

それによると、

(1)都市生活を享受する若者

大都市（ローマやロンドン）での生活が快適で刺激的であるため、若者たちが大都市から離れたがらなかった。

(2)海外勤務を嫌う人々

イギリス経済の支えであり、世界支配の要であったイギリス商船の乗組員になりたがる若者が激減した。

(3)海外旅行ブーム

イギリスの「下層中産」と呼ばれた大衆の間でも海外旅行が大ブームになった。

(4)温泉ブーム

イングランド西部のバース、ドイツのバーデン・バーデンなどの温泉町がイギリス人の憧れの的になった。古代ローマでも、カラカラ大浴場（216年完成）が賑《にぎ》わった。この温泉ブームは大都市のストレス、管理社会のストレスから来ていたのだろう、とのこと。

(5)イベントだらけの生活

展覧会、博覧会、スポーツの試合などに当時のイギリス人は血眼になった。ローマ帝国の末期にも、大競技場を造って戦車のレースに興じたり、奴隷の剣闘士たちが殺し合ったり、ライオンと戦うのを見て楽しんだ。

(6)古典から離れて軽薄な趣味が横行

(7)文学本より低俗な本が多く読まれた

(8)健康への異常な関心

新聞が競って健康についての記事を掲載し、雑誌が健康法について度々特集を組んだ。

(9)新興宗教が次々に登場

大英帝国だけでなく、ローマ帝国でも同時の現象が起こっていた。

(10)ポピュリズムの横行

誰にも迷惑をかけなければ、何をしても許されるという「好き勝手」な大衆感覚が広がった。

(11)「女性進出」現象や女性拡張運動で社会規範が崩壊

ローマ帝国の繁栄期にもローマの女性が一斉に自己主張を始めたという。

(12)グルメブーム

イギリスでは20世紀の初期にグルメ・ブームが起こった。ローマのグルメ・ブームについては先に述べた。

こうした諸現象は現在の日本に起こっている現象と酷似している。その結果がこれまで指摘したガン死や糖尿病の激増、不妊症のカップルの増加などとして表われているのである。

つまり、日本は確実に衰亡への道をたどっているといわざるを得ない。

「医療費高騰」で日本は経済破綻へまっしぐら

国民医療費の年次推移を見てみると、

・1955年度……2388億円
・1965年度……1兆1244億円
・1975年度……6兆4779億円
・1985年度……16兆1159億円
・1995年度……26兆9577億円
・2005年度……33兆1289億円
・2010年度……37兆4202億円
・2013年度……40兆6110億円

と、うなぎ昇りに増加していっている。今後も毎年、1兆円ずつ医療費が増加すると、試算されている。40兆円とは、昨年（2015年）ギリシャが破綻しかけた額である。

ちなみに1兆円とは、縄文時代の約3000年前から毎日（毎年ではない！）100万

財源別国民医療費の内訳

国民医療費		40兆　610億円	100%
公費	国庫	10兆3,363億円	25.9%
	地方	5兆1,683億円	12.9%
	計	15兆5,319億円	38.8%
保険料	事業費	8兆1,232億円	20.3%
	被保険者	11兆3,986億円	28.5%
	計	19兆5,218億円	48.7%
その他		5兆　72億円	12.5%

円ずつ3000年間使い続けて達成される、まさに天文字的な数字である。

平成25（2013）年度の財源別国民医療費の内訳は上記の表で、「その他」の5兆72億円のうち、患者が病院の窓口で支払う診療代や入院費が4兆7076億円（11・8％）となっている。

東北大震災（2011年）の復興は10兆円でできるとされている。その1・5倍の15兆円を国と地方が医療界に毎年支出しているのだから、今後日本の経済はますます苦しくなっていくこと必至だ。

今、日本の国の借金が1053兆円。赤ん坊まで含めて、1人830万円の借金をしている計算になる。

この40年間で医師数は約13万人から31万人に増加し、医療技術も長足の発展を遂げた。医師たちは過酷な労働に耐え、懸命な治療を続けている。にもかかわらずこの様《ざま》である。日本の借金が毎年嵩《かさ》んでいくのも消費税を上げざるを得ないのも、その要因のかなりの部分が医療費の高騰にあるといっても過言ではない。

医師たちも一生懸命、医療も長足の進歩、国民の栄養状態も向上……とすべてが健康向上、病気予防、その結果の医療費の抑制につながっていくはずなのに、現実はむしろ逆である。

誰も何も悪くないのに、国民の健康、国の財政は確実に悪化している。それは西洋医学という科学の「方向性」「論理」「やり方」に問題があるといわざるを得ない。

医療費を抑えるための6つの方法

国民の健康の悪化の要因については、これまで「食べすぎ」と「冷え」が大きく関与していることについては、すでに述べた。

今後、医療費が高騰していくのを防ぐための提言を以下に書いてみる。

(1) 検査結果の正常値の幅に余裕をもたせる

2000年までは収縮期（上）の血圧が160㎜Hg以上、拡張期（下）の血圧が95㎜Hg以上が「高血圧」とされていた。

しかし、その年に突然140㎜Hg／90㎜Hg以上が「高血圧」となり、すぐに降圧剤が処方される傾向にある。総コレステロール値は199㎎／dL未満が正常値とされている。

しかし、1980年に実施された厚生省「循環器疾患基礎調査」対象者1万人に対して、その後14年間におよぶ追跡調査が行われた。

14年後、脳卒中や心筋梗塞、骨折その他の理由により、人の助けを借りなければ自分の身の回りのことができない人と、ずっと健康であったか、あるいは病気にかかっても自立できないほどの後遺症が残っていない人について調べられた。

すると上の血圧が119～180㎜Hg、下の血圧が69～110㎜Hgのいずれの血圧の人も降圧剤を飲んでいる人のほうが飲んでいない人よりも自立度が低いことがわかった。

また降圧剤を飲んで、上の血圧が120～140㎜Hg未満の「正常血圧」を保っていた人は、降圧剤を飲まずに160～179㎜Hgある人より自立度が低かったという結果が出た。

同じ調査で総コレステロール値＝240〜259㎎／dLの高値が「健康長寿」に最適なコレステロール値であることが判明している。

大阪八尾市の住民1万人を11年間調査した結果でも「240〜279㎎／dL」がもっとも健康で長生きするコレステロール値であることがわかっている。

腎機能の診断基準である血液中の「クレアチニン値」も、つい5〜6年前まで1・5㎎／dL未満が正常値であった。しかし最近は男＝0・66〜1・08㎎／dL、女＝0・47〜0・82㎎／dLを正常値とし、少しでも高値になると将来「透析が必要になる」と医師から脅される。透析を始めるクレアチニン値は「8・0㎎」が一応の目安なのに。

最近の医療の現場では、検査値の正常値の巾をせばめて、少し高値になると薬を処方する傾向にある。

年をとると誰でも白髪になり、シワが増え、歯が抜ける…という老化現象が起こる。血圧やコレステロール、クレアチニン値も若い人の値と違ってくるのは当たり前だ。

そうした点を鑑《かんが》みずに高齢者にも若い人と同じ基準値をあてはめ、少しでも異常が出ると薬を処方するという傾向がある。

「無治療」というのも「治療」の選択肢に入れ、経過を観察して医療費を抑制する必要がある。

(2)「ガン治療」の1つに「経過観療」も加える

近藤誠博士は「ガンは治療しないほうが一番長生きする」「そもそもガンは発見しないことが一番」「抗ガン剤は、縮命効果以外ない」……などという、一般の医師からすると超過激な発言をされている。また、中村仁一医師は『大往生したけりゃ医療とかかわるな』（幻冬舎）において「ガン患者に西洋医学の三大療法を施さないと、ガン患者特有の断末魔の痛みや出血、感染症…に苦しめられることなく、静かに死んでいく。しかも、治療した人より、長生きする例も多い…」と述べられている。

再三、本書でも述べたように、1975年の医師数とガン死者数が約13万人、今や医師数は31万と倍増し、ガンの〝治療〟も進んだのに、2015年のガン死者数は36万人を超えている。つまり統計上はガンに対して、西洋医学の治療がほとんど効いてないことを話している。よって近藤医師や中村医師など、正統医学から見ると「異端」の医学者の声にも耳を傾け、治療を受ける患者の希望も聞きながら、場合によっては「ガンの治療法」の1つに「経過観療」を加えるとよい。

(3)「生活習慣病」の患者には責任をもたせる

高血圧、糖尿病、脂肪肝、痛風……など高タンパク、高糖質、高脂肪食の摂取過剰や運動不足など、誤った生活習慣から惹起される病気を「生活習慣病」と命名し、そのことも契機になって「文化勲章」を授与されたのが聖路加国際病院の日野原重明博士だ。

こうした生活習慣病については医師や保健師が生活指導をし、数か月経っても誤った食や運動の生活が改善されない場合は「診療代を上げる」などし、本人の自覚を促す必要がある。

ある30歳代のサラリーマンが「本人の生活習慣が悪くて起きた生活習慣病の治療代を、自分たち、健康な者が支払うのは納得がいかない…」というようなことを言っていたが、正鵠を射ている指摘だ。

(4)最小限の検査と投薬で治療できる医師の養成が急務

「今どきの若い医師は、CTやMRIの画像を見ながら、パソコンにデータを打ち込み、患者の方には目を向けない」と苦言を呈する患者さんが多い。

われわれの医学生時代はCTやMRI、エコーなどの検査機器はなく、問診、触診、打診、聴診による「診断学」を厳しく教え込まれたものだ。

私は東京の下町で、主に漢方薬のみを処方する自由（非保険）診療をもう25年間もやっている。一般の開業医が処方するツムラなどの製薬会社の漢方薬を保険を使わないで処方するのだから、もし漢方薬が効かなかったら、患者さんは来院しなくなる。よって診察は問診に30分くらいかける。触診、打診も念入りに行う。それで、100％近くの処方薬が決まる。当クリニックでは血液検査、心電図、エコーの検査くらいしかできず、どうしても精密検査が必要だと思われる時は、友人が経営している大きな医療機関でやってもらう。

現代医学が誇るCT、MRI、PETなどの優秀な検査機器がなくても、つつがなく25年間も診療を続けてこられたのは、医学生時代から研修医時代に先輩医師から叩き込まれた問診、触診、打診、聴診の技術のおかげと感謝している。

また40年以上も医者をやっていると、診察に対する「勘」が冴えてくるものだ。精密検査が必要か、どういう薬が今効くか…などについて、長い経験からかもし出された「勘」が助けてくれることが多い。

これからの医学教育は問診、触診、打診、聴診の「診察の基本」を身につけ、検査機器に頼りすぎず、診断を下せる医師を養成する必要がある。

私は大学時代から今にいたるまで、ベンチ・プレス、スクワットの挙上重量を競うパワー・リフティングという競技をやっている。「いかに少ない体重でいかに重いバーベルを挙上するか」のスポーツだ。

医療費高騰で日本の経済が破綻しかけている現在、「最少の検査と投薬で最大限の効果」を上げる治療を行える医師を養成する必要がある。


私が伊豆で31年間やっている人参ジュース断食、玄米食などによる健康増進施設（保養所）には、元・厚生大臣の先生が別荘がわりに毎年50日〜100日間も滞在してくださっている。

この先生が、厚労省の事務次官から数えて5本の指に入る高級官僚（東大出のキャリア）を当施設に連れてこられたことがある。

私が25年間、日曜日ごとに約1300回続けている「健康講演」に参加された高級官僚は2時間半におよぶ講演の内容を熱心にメモされていた。講演終了後「今後、予防医学に重点をおき、医師の教育をやり直さないと日本は医療で破綻しますよ」と申し上げると、「よーくわかっています」と答えていただき、我が意を得たりとうれしかったものだ。

(5)食の教育が必要

西洋医学は、ガンに対しては、手術で切除したり放射線で焼灼したり、抗ガン剤で壊滅するといった治療をする。高血圧に対しては血圧を下げる薬の処方を、糖尿病に対してはすい臓からインスリンの分泌を刺激する薬などの処方をする。痛風に対しては尿酸の生成を抑える薬の処方を、発熱に対しては解熱剤の処方を、リウマチなどによる痛みに対しては鎮痛剤の処方をする。発現している症状、つまり何らかの原因で起こった〝結果〟を抑える対症療法に終始している。

しかし、この世の中に原因不明の事象などはない。西洋医学はガンをはじめ、リウマチ、潰瘍性大腸炎、血小板減少性紫斑病……等々ほとんどの原因不明の病気は、「自己免疫性疾患」という診断名をつけて免疫抑制剤を使う。それによる免疫力低下で、肺炎や敗血症などの感染症やガンを発症しやすくもなる。

つまり、こうした療法も対症療法に他ならない。

しかし、2000年も前から漢方医学では「食が血となり、血が肉となる」「万病一元、血液の汚れから生ず」と、すべての病気の原因は「血液の汚れ」と考えられていた。その血液の汚れの原因は「食にあり」とされている。

西洋医学が手こずっているガンについても、1960年以降の肉、卵、牛乳、バターに代表される欧米型の高脂肪食の摂取過剰が胃ガン、子宮頸ガンなどの日本型のガンを減少させ、肺、大腸、すい臓、乳、卵巣、子宮体、食道などの欧米型のガンの激増をもたらしたことについては、本書の中で触れたとおりである。

このように、あらゆる病気の大半の原因が「誤った食物の質」や「食物の摂取過剰」にあることを、医学教育、医師の教育において徹底して教え込む必要がある。

さらに食物（たとえば人参、リンゴジュース、生姜など）により、かなりの病気を治癒させることができるのだから「薬食」「医食」の教育についても行う必要がある。

(6)国立大出身の医師は、医療過疎地の勤務を義務づける

私の長女は伊豆の田舎の高校から一浪して某私立大の医学部に入学し、6年間で卒業はしてくれたのだが、入学金が約1000万円。年間の授業料が約600万円で、6年間で3600万円。それに東京での生活費を入れると、卒業するまでに7000万円くらいは

かかった。

一方、小生の医学部時代（1960年後半~70年代頭）の授業料は、月1000円。よって6年間で7万2000円、入学金少々を含めても10万円くらいで卒業したことになる。

今の国立大の授業料は値上げされたとはいえ55万円くらいのようだ。医学部も国立なら同じだ。ということは、国立大医学部出身の医師の養成には、国からの多大なお金が使われていることになる。

地方の国立大（医）出身の医師たちは卒業後、都会に集まる傾向があり、地方では医学部があるのに医師が不足し、膨大なお金をかけて医師を募集している市町村もある。

授業料無料の自治医大の卒業生は卒業後9年間は、出身県の公立病院や保健所に勤務を義務づけられている。また防衛医大出身の医師も9年間は自衛隊病院に勤務する。

よって国立大（医）卒の医師も、数年間は医療過疎の市町村に勤めるような制度を作り、医師不足に悩む市町村の負担を軽減してやるべきである。

注意！

経口糖尿病薬の服用やインスリンの注射をされている糖尿病の人は「朝食抜き」を実践されると、低血糖発作で不測の事態が生じる危険性があります。決して「朝食抜き」はやらないでください。

【著者】

石原結實　（いしはら・ゆうみ）

1948年、長崎市生まれ。長崎大学医学部を卒業して血液内科を専攻。後に同大学院博士課程で「白血球の働きと食物・運動の関係」について研究し、医学博士の学位を取得。

スイスの自然療法病院B・ベンナークリニックやモスクワの断食療法病院でガンをはじめとする種々の病気、自然療法を勉強。コーカサス地方の長寿村にも長寿食の研究に５回赴く（ジョージア共和国科学アカデミー長寿医学会名誉会員）。

現在イシハラクリニック院長の他、伊豆で健康増進を目的とする保養所を運営。

著書は『一日一食』（ビジネス社）、『生姜力』（主婦と生活社）、『食べない健康法』（PHP研究所）、『ガンが逃げ出す生き方』（講談社、安保徹教授との共著）、『体を温めると病気は必ず治る』（三笠書房）他、この37年間で300冊以上にのぼる。

米国、ロシア、ドイツ、フランス、中国、韓国、台湾、タイなどでもそれぞれの言語に翻訳されて数百冊以上が出版されている。テレビ、ラジオ、講演などでも活躍中。先祖は代々、鉄砲伝来で有名な種子島の「藩医」。

イラスト／森海里

日本人はもう55歳まで生きられない

2016年4月5日　第１刷発行

著　者　石原結實
発行者　唐津　隆
発行所　株式会社ビジネス社
〒162－0805　東京都新宿区矢来町114番地　神楽坂高橋ビル5F
電話　03－5227－1602　FAX 03－5227－1603
URL　http://www.business-sha.co.jp/

〈カバーデザイン〉尾形　忍（Sparrow Design）
〈本文組版〉茂呂田剛（エムアンドケイ）
〈印刷・製本〉モリモト印刷株式会社
〈編集担当〉本田朋子　〈営業担当〉山口健志

ISBN978-4-8284-1871-1

ビジネス社の本

ディズニー・セラピー
自閉症のわが子が教えてくれたこと

ロン・サスキンド……著／有澤真庭……訳

定価　本体2500円＋税

ISBN978-4-8284-1869-8

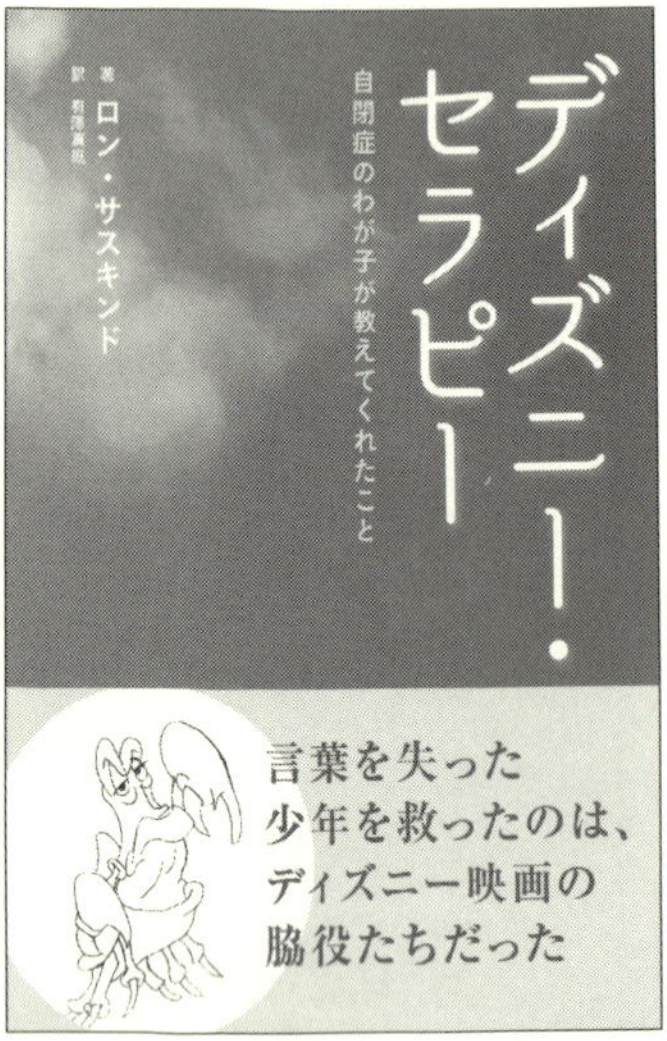

映画化決定！ピュリツァー賞作家による家族の愛のドキュメンタリー！

言葉を失った少年を救ったのは、ディズニー映画の脇役たちだった。ピュリツァー賞受賞作家ロン・サスキンドがかけがえのない妻コーネリアとの間にもうけた息子オーウェン・サスキンドの身に起きた、これは本当の話だ。

本書の内容